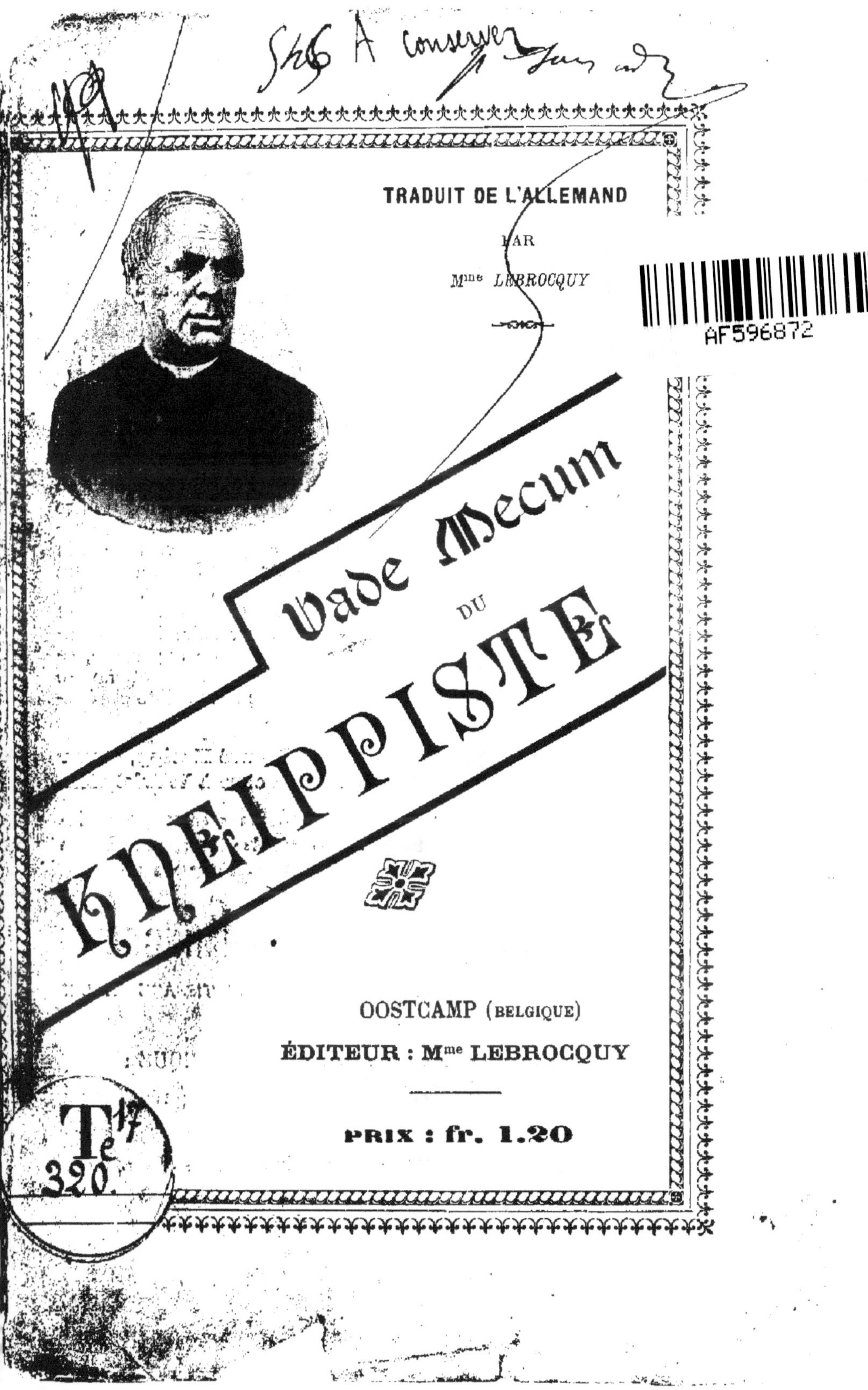

TRADUIT DE L'ALLEMAND

PAR

Mme LEBROCQUY

Vade Mecum du Kneippiste

OOSTCAMP (BELGIQUE)

ÉDITEUR : Mme LEBROCQUY

PRIX : fr. 1.20

SYSTÈME KNEIPP

LINGE NORMAL

EN

TOILE ENTRELACÉE

TYPE DE TISSU ENREGISTRÉ

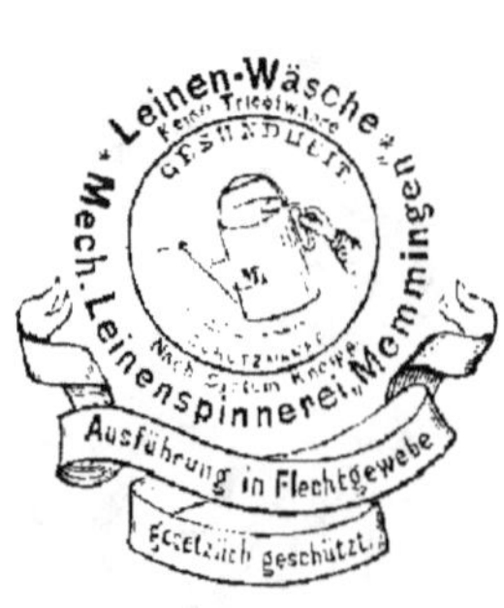

Ce linge est fabriqué suivan les principes de M. Kneipp pou un habillement hygiénique et na-turel d'une toile toute spéciale en fil de lin fort et nerveux. Il offr les avantages suivants ; il est agr able au corps et favorable à santé, entretient la peau dans un état de douce chaleur, absorbe parfaitement la transpiration et laisse circuler l'air ; il est commode, de bonne apparence, se lessive parfaitement et ne se rétrécit pas ; il est solide et résistant.

Cette toile est portée par le R. curé Kneipp, et par tous les malades qui suivent la cure à Wörishofen.

☞ Exiger toujours la marque de fabrique imprimée sur le linge même et se garder des contrefaçons.

FILATURE DE LIN MEMMINGEN

SOCIÉTÉ ANONYME POUR FILATURE ET TISSAGE DE LIN

DÉPOT GÉNÉRAL POUR LA BELGIQUE :

Mme LEBROCQUY, à Oostcamp (près Bruges)

Envoi gratuit d'échantillons et prix-courant sur demande.

VADE MECUM
DU
KNEIPPISTE

TRADUIT DE L'ALLEMAND

PAR

Mme LEBROCQUY

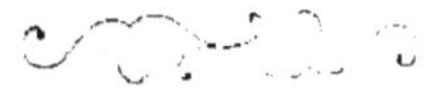

OOSTCAMP (BELGIQUE)

ÉDITEUR : Mme LEBROCQUY

PRIX : fr. 1.20

Franco par la poste : fr. 1.30

PREMIÈRE PARTIE

LES PLANTES MÉDICINALES

DU

Rév. curé KNEIPP

Leur préparation, leurs applications et leurs effets

dans

les divers cas de maladie

PRÉCÉDÉ D'UNE COURTE BIOGRAPHIE

DU

Rév. Séb. KNEIPP

Traduit de l'Allemand

PAR

Mlle LEBROCQUY

1892

BRUXELLES
IMPRIMERIE POLLEUNIS ET CEUTERICK
37, RUE DES URSULINES, 37

NOTICE BIOGRAPHIQUE

SUR

le Rév. M. Sébastien KNEIPP

CURÉ DE

WÖRISHOFEN

NOTICE BIOGRAPHIQUE

C'est à Stéphansried, un modeste village qui se rattachait autrefois à la cure du couvent d'Ottobeuren, que revient l'honneur d'avoir vu naître l'homme respectable qui jouit aujourd'hui d'une réputation universelle, et auquel tous, amis ou ennemis, paient un juste tribut d'estime.

Quoi d'étonnant que tant de cœurs se tournent vers lui dans un élan de reconnaissance infinie, lorsque nous considérons le nombre de ceux auxquels il a rendu un père, une mère, un être bien aimé, de la guérison desquels ils désespéraient.

Mais il est naturel aussi que notre cher et révérend curé de Wörishofen ait des adversaires. D'abord, qui n'a pas d'adversaires? Et puis il est brûlant, ce terrain sur lequel s'est placé M. le curé Kneipp, qui a émis tant d'idées nouvelles, qui a si sagement puisé dans le système ancien et qui a loué et critiqué tant de choses. Ces circonstances doivent faire croître chaque jour le nombre de ses adversaires qui est, en effet, énorme déjà. Cependant, parmi ceux-ci, il en est peu, très peu même, qui ne s'accordent à reconnaître à M. le curé Kneipp un grand amour de l'humanité et un désintéressement réellement admirable.

Le révérend curé Kneipp est né de parents pauvres. Le jeune Sébastien, dès son enfance, rêva de devenir prêtre : mais où trouver les moyens nécessaires pour étudier ? Notre héros le comprit, embrassa courageusement le métier de son père et devint un bon tisserand. Et lorsque l'ouvrage chômait à la maison, il s'en allait travailler aux champs, pour le compte d'autrui.

Cependant Sébastien Kneipp n'avait pas oublié le grand désir de sa jeunesse. A l'âge de 21 ans, nous le voyons prendre le bâton du voyageur pour s'en aller frapper à la porte du riche, afin qu'il lui vienne en aide pour remplir la vocation que Dieu lui a donnée ; il fera appel à la charité des hommes de cœur, mais ne sera-t-il pas repoussé par les égoïstes !

Cependant un homme, devenu célèbre plus tard, voulut bien donner au jeune Kneipp les premières leçons. De quels sentiments touchants ne dut pas être animé notre vieil étudiant ! Il travailla sans trêve ni repos, avec une énergie et une constance remarquables, de telle sorte qu'après deux ans, il fut capable d'entrer en 3e classe au gymnase de Dillingen. Après avoir terminé ses études dans ce collège, Kneipp, dont un travail trop assidu avait miné le tempérament, devint tout à fait malade et fut condamné par les autorités médicales. Il allait donc échouer au port! la mort l'arrêterait si près du but auquel il avait si vaillamment tendu! Une nature moins énergiquement trempée que la sienne se serait laissé aller au découragement et à une mélancolie incurable. Sébastien Kneipp au contraire n'abandonna pas la lutte, il se mit à étudier le livre de Hahn sur l'hydrothérapie et fit des essais sur lui-même. Il en éprouva rapidement un soulagement véritable et sa constance à se traiter par l'emploi de l'eau fut récompensée par la guérison. Notre courageux étudiant demeura fidèle à son grand médecin l'eau, pendant tout le temps de ses études à Munich et à Dillingen, et il eut l'occasion de sauver la vie à plusieurs de ses collègues.

Ordonné prêtre en 1852, nous le trouvons successivement chapelain à Biberach, puis à Boos, enfin à Saint-Georges à Augsbourg.

En 1855, il vint remplir les fonctions d'aumônier de religieuses à Wörishofen qu'il n'a plus quitté et où il a été nommé curé en 1880.

Aujourd'hui, le monde entier paie un juste tribut d'admiration à ce prêtre-médecin, si charitable et si dévoué qui, malgré ses soixante-douze ans, remplit activement son ministère tout en exerçant pratiquement son système médico-naturel.

Plus d'un malveillant l'a déjà accusé, plus d'un l'accusera encore de négligence dans l'exercice de ses fonctions spirituelles. Rien n'est cependant plus injuste : les malades de Wörishofen savent combien le médecin-prêtre est un pasteur d'âmes zélé et énergique.

On a souvent émis cette théorie : « Est-ce à un prêtre de s'occuper des maladies de l'homme? Cette question ne le regarde pas et ces soins ne conviennent pas à son état. »

Le bon Dieu n'a-t-il pas donné à tout homme le précepte d'aimer son prochain? Et n'accueillera-t-il pas particulièrement ceux auxquels il pourra dire : « J'étais malade et vous m'avez visité. »

Si le révérend curé Kneipp, vivement touché des erreurs de nos temps amollis, cherche à les redresser et tâche de remédier au mauvais état des choses, qui pourrait le blâmer sans se faire taxer d'injustice?

L'humble curé de Wörishofen pourrait posséder des millions, il pourrait vivre d'une vie large et facile, mais il lui faut à lui-même bien peu de chose, et dans la plupart des cas, il refuse toute rétribution de la part de ses malades. Ce qu'on lui donne va aux pauvres ou bien retourne à ceux qui viennent chercher la guérison à Wörishofen.

Le mérite principal de M. le curé Kneipp consiste en ce qu'il lutte avec courage pour atteindre ce but : Ramener les hommes à une manière de vivre raisonnable et chrétienne en remettant en honneur ce qui a été injustement méprisé et en rejetant ce qui est trop estimé. Jamais les conséquences fâcheuses d'une manière de vivre anti-hygiénique, et les effets désastreux d'un traitement médical superficiel, ne se sont montrés aussi nettement que de nos jours.

Si l'humanité languissante parvient jamais à se ranimer, nous en serons pour une bonne part redevables aux efforts de M. le Curé de Wörishofen, le noble septuagénaire, le prêtre-médecin de Wörishofen.

Que Dieu nous le conserve encore longtemps!

LES PLANTES MÉDICINALES

—

Préparation, applications et effets

L'ABSINTHE

L'absinthe est un excellent remède contre les maux d'estomac. Cette plante combat rapidement les mauvaises digestions et le manque d'appétit ; la tisane d'absinthe guérit l'hydropisie à son début et la jaunisse : ce seul fait nous prouve déjà à l'évidence son action salutaire sur le foie.

La tisane d'absinthe prise à jeun est un excellent vermifuge pour les enfants.

L'absinthe se prend rarement pure : on la mélange ordinairement avec d'autres plantes qui concourent aux mêmes effets.

L'ALOÈS

L'aloès, mélangé avec d'autres plantes et pris en tisane, est un médicament efficace pour nettoyer l'estomac.

Le mélange peut être opéré de la manière suivante : 1° une pincée d'aloès; 2° une poignée de feuilles de sureau; 3° quelques pincées de fenu-grec; 4° une cuillerée à café de fenouil, pour la valeur de deux tasses de tisane, qui doivent être prises en deux jours. L'avantage de cette médication est qu'elle agit lentement, environ pendant douze à trente heures et qu'elle produit, non pas une évacuation rapide et trop abondante, affaiblissante pour le corps, mais des selles modérées et salutaires.

L'aloès a des feuilles longues, épaisses, garnies de piquants très durs. Cette plante ne devrait faire défaut dans aucun intérieur bien ordonné.

La tisane faite d'une feuille fraîche d'aloès, nettoie les intestins et est fortement recommandée dans les cas de maladies du foie, de jaunisse. Si l'aloès est réduit en poudre, il faut en prendre, une fois par jour, une pincée. Une feuille d'aloès cuite avec une cuillerée à café de miel dans un demi-litre d'eau, donne un breuvage qui, pris par petites quantités, combat efficacement la chaleur intérieure. Que celui qui ne cultive pas l'aloès ne manque pas de s'en pourvoir à l'occasion.

L'ANGÉLIQUE

Cette plante, vulgairement connue sous le nom de « racine des Anges » ou « racine de la poitrine » est connue depuis longtemps pour ses précieuses propriétés médicinales. On la trouve surtout dans le voisinage des sources et des petits ruisseaux.

L'angélique combat efficacement les coliques, les maux de ventre et d'estomac chez les enfants.

Ses effets sont parfois d'une promptitude étonnante.

Une tasse de tisane d'angélique doit être prise chaque jour en trois fois : le matin, à midi et le soir. Cette tisane élimine les mauvais principes du sang. Il y a des personnes qui se plaignent souvent de lourdeurs et d'embarras d'estomac, ou bien de certains maux d'estomac causés par la présence de gaz qui ne se dégagent pas. Pour guérir ces misères, qu'on prenne de la tisane d'angélique ; l'effet en est rapide et sûr.

On ne pourrait trop exhorter les mères à employer ce remède si simple, dès qu'elles remarquent des dérangements semblables chez elles ou chez leurs enfants.

Que de fois un médicament des plus ordinaires guérit des maladies devant lesquelles l'art médical est resté impuissant !

ANIS

La colique est un mal très fréquent. On la combat efficacement à l'aide de l'anis. On en fait infuser une cuillerée à café dans une tasse de lait, pendant 5 à 10 minutes, et on prend ce breuvage le plus chaud possible. L'effet salutaire s'en fait rapidement sentir : les crampes disparaissent et bientôt les coliques se calment.

Une demi-cuillerée de poudre d'anis que l'on fait bouillir dans un petit verre d'eau constitue un excellent collyre.

On peut mélanger l'anis avec du fenouil et l'employer dans le même but que s'il était pur.

L'ANSERINE

L'anserine, vulgairement appelée « patte d'oie » parce qu'elle croît ordinairement dans les endroits fréquentés par ce volatile, est très commune et facile à trouver.

Son effet en médecine n'est malheureusement guère connu de nos jours. Cette plante s'est montrée excellente dans les cas de catalepsie : c'est cette particularité qui lui a valu aussi le surnom d' « herbe aux crampes ».

Quelqu'un des vôtres est subitement atteint de catalepsie, ou bien votre voisin accourt chez vous parce qu'un cas semblable se présente dans sa famille. Faites cuire du lait et ajoutez-y une assez grande quantité d'anserine. Le breuvage obtenu devra être bu très chaud. Si l'effet ne se produisait pas tout de suite, faites prendre au malade une seconde fois de la boisson et nul doute que la maladie ne cède dans l'espace d'une heure. Si le malade ne supporte pas le lait, faites cuire l'anserine dans de l'eau.

Cette plante est aussi salutaire dans les cas de crampes du cœur, de l'estomac ou du bas ventre.

Si le choléra nous visitait à l'improviste et que nous fussions dépourvus en ce moment de tout autre remède, nous ne devrions pas manquer d'employer l'anserine. En tous cas, cela ne nuirait pas.

Les cataplasmes de cette herbe cuite, appliqués sur une partie du corps atteinte de crampes sont très recommandés.

On peut mélanger l'anserine avec du fenouil qui lui donnera un goût agréable.

L'ARNICA

L'arnica est connue depuis longtemps comme plante médicinale indispensable. On l'a surnommée la « plante bienfaisante » à cause des effets salutaires qu'elle produit dans de nombreux cas de maladies.

La tisane d'arnica doit être très légère.

Les racines et les parties herbacées de cette plante, cuites au vinaigre et à l'eau et employées en cataplasme, ont pour effet de calmer les douleurs violentes du ventre et du bas ventre.

Cette plante se rencontre presque partout et on peut se la procurer à peu de frais. On comprend difficilement comment certaines personnes recourent encore à d'autres remèdes, alors que l'arnica a prouvé ses vertus salutaires dans des cas très nombreux et très différents.

BAIES DE GENÉVRIER

La tisane de baies de genévrier nettoie la bouche et l'estomac et préserve de la contagion. Nous la recommandons spécialement pour ce motif aux personnes que le devoir et l'amour du prochain retiennent très longtemps au chevet d'un malade. Les baies de genévrier combattent également les débilités de l'estomac. Elles ont une réputation excellente contre la gravelle, les maladies des reins et du foie, elles ont pour effet d'éloigner du corps les glaires et les substances aqueuses qui y sont en décomposition.

BARDANE

Les racines de la bardane, cuites à l'eau durant quelques minutes, favorisent la croissance des cheveux. L'effet en est surtout sensible, si l'on cuit des racines de bardane et d'ortie dans deux tiers d'eau et un tiers de vinaigre.

On doit se frotter la tête fortement plusieurs fois par semaine. Toutefois, pour que les cheveux ne deviennent pas trop rudes, il est bon de se frictionner la tête une fois par semaine au moyen de bonne huile.

Nous devons malheureusement enlever tout espoir à ceux dont le crâne dénudé est brillant et poli; dans ce cas la bardane est incapable de revivifier la racine *déjà morte* des cheveux.

BOUILLON-BLANC

Les vieilles gens de la campagne sont fidèles au bouillon-blanc jusqu'à la ténacité et ne se laissent pas arracher la foi en sa force de guérison. En quoi elles ont parfaitement raison, car cette plante est très efficace pour guérir les maladies qui se produisent surtout en hiver, les maux de gorge, les catarrhes, l'asthme et les engorgements de la poitrine.

LA CAMOMILLE

La camomille est une plante médicinale qui a su se maintenir jusqu'à nos jours et que les médecins eux-mêmes n'ont pas abandonnée. Chaque famille y a recours de temps en temps.

La tisane de camomille manifeste surtout son efficacité lorsqu'on l'emploie pour combattre les refroidissements accompagnés de fièvre. Elle rend aussi de signalés services aux personnes qui sont sujettes aux crampes et aux congestions violentes.

Nous jugeons inutile de nous étendre davantage sur les mérites de cette plante, puisque, Dieu merci! la plupart des mères n'ont pas encore perdu la foi en sa force curative.

LA CENTAURÉE

Comme toutes les plantes amères, la centaurée est un remède inappréciable contre les maux d'estomac.

La tisane de centaurée, tout en combattant avec succès les constipations, arrête la diarrhée trop forte.

Nous recommandons spécialement cette tisane aux personnes qui se donnent peu de mouvement et qui ont des embarras d'estomac, des obstructions dans les intestins, la poitrine, le foie, la rate et le bas ventre.

CHICORÉE SAUVAGE OU PISSENLIT

Le pissenlit est considéré comme une mauvaise herbe et cependant ses propriétés curatives sont merveilleuses.

La tisane de pissenlit guérit les engorgements de l'estomac et soulage de la bile. Elle nettoie le foie, la rate et les reins et élimine par l'urine les substances nuisibles au corps.

Celui qui souffre d'un mauvais estomac et qui cherche un médicament pour activer sa digestion fera bien de prendre de cette tisane.

Les inflammations douloureuses à toutes les parties du corps sont calmées par l'application de linges trempés dans une décoction de cette plante.

CYNORRHODON (GRATTE-CUL)

Ce n'est pas un des moindres mérites de M. le curé Kneipp, ce noble ami de l'humanité, que d'avoir remis en honneur mainte petite plante oubliée et méprisée, en la tirant de son injuste obscurité, et de nous faire connaître ainsi une foule de médicaments d'une grande utilité et très faciles à recueillir.

Les circonstances ont fréquemment démontré les propriétés nutritives du Cynorrhodon : la meilleure preuve en est qu'on l'emploie comme condiment.

La tisane faite de cette plante est principalement employée contre la gravelle, les affections des reins et de la vessie.

ÉCORCE DE CHÊNE

La tisane préparée au moyen de l'écorce de chêne peut être employée pour le traitement interne et pour le traitement externe.

On l'emploie extérieurement, le plus souvent, pour faire disparaître les goitres : à cet effet, on trempe, dans une décoction d'écorce de chêne, un linge qu'on applique sur la partie enflée.

L'usage intérieur consiste à absorber, matin et soir, trois cuillerées à café de tisane d'écorce de chêne.

Ce médicament n'opère que sur les goitres qui ne sont pas trop durs.

La tisane d'écorce de chêne resserre les organes qui pressent alors au dehors l'eau inutile.

Cette tisane est également efficace pour fortifier les tempéraments affaiblis.

L'EUPHRAISE

On comprend difficilement le rôle de ces sots qui, infatués d'eux-mêmes, se plaisent à ravir aux gens simples la confiance qu'ils ont en la force curative de certaines plantes très humbles. Remarquons cependant que le bon sens populaire a très souvent gratifié les plantes d'un nom que le plus savant des professeurs n'aurait pu mieux choisir.

On rencontre fréquemment dans les prairies une fleurette connue généralement sous le nom d'euphraise et à laquelle les Allemands ont donné la désignation de *Augentrost*, ce qui signifie littéralement : « consolation des yeux ». Ce mot renferme en lui-même toute l'explication des propriétés médicinales de cette plante.

On fait une infusion des feuilles de l'euphraise, préalablement séchées et pulvérisées, et on s'en lave les yeux trois fois par jour. Des compresses de cette infusion ont pour effet de fortifier la vue.

La tisane d'euphraise guérit aussi les dérangements digestifs et purifie les sucs gastriques.

Restons fidèles à cette bonne petite plante, en tant que consolation des yeux et de l'estomac.

LE FENOUIL

La tisane de fenouil a des effets rapides et certains. Ceux qui sont souvent atteints de coliques ne doivent pas hésiter à l'employer.

On fait cuire une cuillerée à café de graine de fenouil dans une tasse de lait durant cinq à dix minutes, et on absorbe ce liquide le plus chaud possible. On peut aussi faire usage de la tisane de fenouil en l'appliquant en compresses sur le bas ventre en cas de douleurs vives.

Une cuillerée à café de fenouil cuit à l'eau, constitue un excellent collyre, dont on se sert pour se baigner les yeux deux ou trois fois par jour.

LES FLEURS DE PRUNELLIER

La plupart des altérations qui surviennent dans l'état de notre santé se guérissent par une bonne purgation, rapide, tout en n'étant pas affaiblissante pour le corps.

Malheureusement, dans ce but, on n'emploie pas toujours les meilleurs médicaments, et précisément ceux qui rendraient le mieux ce service, tout en n'offrant aucun danger, sont dédaignés ou inconnus.

La tisane de fleurs de prunellier est sans contredit le remède laxatif le plus innocent.

On la prépare en faisant bouillir ces fleurs pendant une minute. On en prend une tasse par jour, pendant trois ou quatre jours consécutifs. Ainsi absorbée, elle produit facilement son effet sans aucun dérangement.

Nous recommandons surtout la tisane de fleurs de prunellier, aux personnes qui ressentent le besoin de prendre un médicament qui les fortifie, tout en nettoyant parfaitement l'estomac.

FOUILLE RÉGULATEUR I.

Quoique les deux tisanes, préparées de façon différente, produisent leur effet dans des cas identiques, chacune d'elles a cependant son effet particulier dans des cas spéciaux.

La première de ces tisanes, laxatif excellent, se prépare de la façon suivante :

On mélange deux cuillerées à café de fenouil moulu, deux cuillerées à café de baies de genévrier écrasées, une cuillerée à café de *Foenum graecum* et une cuillerée à café de poudre d'aloès. De ce mélange, on prend une cuillerée à café, à faire bouillir 1/4 d'heure, pour une tasse de thé.

Ainsi préparé, cette tisane agit sur l'urine et dissout les engorgements de la poitrine.

On ne doit pas toutefois s'inquiéter, lorsque, l'ayant absorbée, on n'en ressent pas l'effet laxatif. Le nom de cette préparation indique assez que rien ne saurait lui échapper, mais on ne peut exiger qu'elle produise son effet là où il n'est pas nécessaire.

FOUILLE RÉGULATEUR II.

Voici la seconde recette du fouille régulateur :

On mélange deux cuillerées à café de fenouil moulu, trois cuillerées à café de baies de genévrier écrasées, trois cuillerées à café de poudre de racine d'hièble, une cuillerée à café de *Foenum graecum*, une cuillerée à café de poudre d'aloès, et on en prend la même proportion que le n° I. Cette seconde tisane agit également comme laxatif. On l'emploie cependant le plus souvent avec succès contre les maladies des reins et de la vessie. Elle chasse par l'urine les matières malsaines de l'organisme. On peut particulièrement la recommander à ceux qui souffrent de maladies dans la région de la vessie, à ceux pour lesquels l'évacuation de l'urine est douloureuse et difficile, à ceux qui ressentent des douleurs cuisantes dans la région des reins et de la vessie.

LE FRAISIER.

Le fraisier, dont les fruits délicats sont si justement appréciés de tous, jeunes et vieux, durant les grandes chaleurs de l'été, fournit aussi une excellente tisane.

On met bouillir des feuilles de fraisier dans un quart de litre d'eau, en quantité telle qu'elles soient couvertes par l'eau. Au bout d'un quart d'heure, on passe le liquide auquel on ajoute du lait chaud et un peu de sucre.

Cette tisane est nutritive et devrait être prise par tous les convalescents qui, par suite de maladie grave, sont absolument à bout de forces.

Elle est aussi un excellent dépuratif pour le sang.

Que tous ceux qui sont atteints d'une maladie de foie ou sujets aux éruptions de la peau, fassent usage de ce médicament si simple, si peu coûteux et si sûr cependant, ils s'en trouveront très bien.

LA GENTIANE.

La gentiane jouit depuis longtemps et partout d'une excellente réputation. Mais bien des gens ne comprennent pas encore toute l'étendue de ses propriétés curatives et combien grande est sa force : ils ne se rendent pas compte que ce médicament, absorbé en quantité restreinte, produit les mêmes effets que lorsqu'il est pris en plus grande abondance. L'excès amène la surexcitation.

On prépare la tisane de gentiane au moyen des racines, en en faisant infuser une petite portion dans un quart de litre d'eau, pendant trois à quatre minutes. La tisane ainsi préparée ne doit pas être absorbée d'une seule fois, mais à plusieurs reprises : le meilleur moyen de s'en servir est d'en prendre une cuillerée à café toutes les deux heures.

La tisane de gentiane, de même que la teinture de gentiane, est un excellent remède contre les maladies d'estomac. On l'emploie principalement pour combattre les oppressions de l'estomac, les nausées et les syncopes.

LE GUI

Le gui est un parasite, c'est-à-dire qu'il se nourrit de la sève qu'il enlève à d'autres végétaux. A ce titre, il mériterait tout notre mépris, s'il ne rachetait ce défaut par d'excellentes propriétés curatives.

Son effet est salutaire dans les cas d'hémorragie et dans les cas fréquents d'irrégularités dans la circulation du sang.

On peut mélanger le gui par parties égales avec de la prêle ou de la poudre de santal.

L'HIÈBLE

La tisane d'hièble est préparée avec le sureau nain ou sureau des bois, soit à l'aide de racines entières, soit avec la racine pulvérisée. L'effet est le même dans les deux cas.

Elle agit d'une façon merveilleuse dans les cas d'hydropisie, en facilitant l'évacuation de l'eau : elle est salutaire aussi pour dégager les reins. Le révérend curé Kneipp nous apprend qu'il a guéri par ce remède, plusieurs hydropisies déjà assez avancées.

La tisane d'hièble est salutaire dans les cas de dérangement du bas ventre, en ce qu'elle produit l'évacuation des humeurs par l'urine.

LA MAUVE

Les fleurs des jardins, qui nous réjouissent par leur splendeur et leur parfum, possèdent quelquefois une vertu curative très précieuse. C'est ainsi que les fleurs de la mauve, préparées sous forme de tisane, sont d'un usage précieux pour combattre les engorgements de la poitrine et les différents maux de gorge.

Pour s'en servir, il est bon de mélanger les fleurs de la mauve avec celles du bouillon-blanc.

Nous recommandons spécialement les fumigations de fleurs de mauve aux personnes incommodées par des douleurs d'oreilles.

LA MENTHE

Au nombre restreint des plantes encore employées par la médecine de notre temps, se trouve la menthe.

Son arome pénétrant indique déjà qu'il doit résider en elle une force curative spéciale. En effet, la menthe occupe le premier rang parmi les médicaments qui fortifient l'estomac et favorisent la digestion.

Il est de notre devoir de conseiller tout spécialement la tisane de menthe aux convalescents qui souffrent de battements de cœur, et aux personnes sujettes aux nausées et aux vomissements.

La tisane de menthe, préparée avec mi-partie eau et mi-partie vin, guérit l'haleine forte.

Préparée au vinaigre, elle a pour effet d'arrêter les crachements de sang, tandis que préparée au lait et prise très chaude, elle calme les douleurs du bas ventre.

MÉNYANTHE

Nous avons déjà fait remarquer en plus d'un cas, combien le peuple est souvent bon juge et sait donner aux plantes les noms les plus significatifs. Ce n'est pas sans raison qu'il a appelé « trèfle amer » la plante dont nous allons nous occuper.

La ményanthe séchée à l'ombre ne perd rien de sa saveur. Sa force curative est tout indiquée : c'est un excellent remède contre les maux d'estomac. Quand l'appétit fait défaut, il suffit de prendre un peu de ményanthe pour que la nourriture paraisse bientôt de nouveau excellente.

La ményanthe dissipe aussi les malaises d'estomac produits par l'altération des sucs gastriques et c'est un dépuratif puissant pour le sang.

On peut la mélanger avec d'autres plantes, telles que l'absinthe, la centaurée, la sauge.

Nous ne saurions assez la recommander aux personnes qui souffrent du foie, et nous concluons en attirant l'attention des mères de famille sur cette plante qui a déjà rendu des services signalés,

MILLEPERTUIS

La voix populaire a surnommé cette modeste plante : *herbe des sorcières*. De nos jours, ses vertus sont encore quasi ignorées, elle a cependant des propriétés salutaires dans le cas de maladie de foie.

En mélangeant la tisane de cette plante avec de la poudre d'aloès, on en augmente considérablement l'effet bienfaisant, ainsi qu'on peut le constater facilement par la quantité de matières impures et malsaines qui se déposent dans l'urine.

Cette tisane a pour effet de faire disparaître les matières aqueuses ou glaireuses qui se trouvent accumulées dans la tête et causent souvent des perturbations dans l'organisme. Elle guérit aussi les maux de tête provoqués par des gaz insipides.

Nous la recommandons également aux personnes sujettes aux oppressions de l'estomac et aux engorgements légers de la poitrine et des poumons.

Que les mères dont les enfants mouillent fréquemment leur lit, usent de ce remède : il obvie parfaitement à cet inconvénient.

L'ORTIE

Tant de plantes modestes et, parmi elles, l'ortie si méprisée, étant recommandées par les Kneippistes, ne nous étonnons pas que certains esprits légers, qui se croient très sensés, nous aient pris pour des fous.

Laissons rire les sots : croyons à l'expérience que nous avons acquise et à celle des nobles amis de l'humanité dont les enseignements se basent sur une longue et incessante pratique; ayons en eux une confiance qui ne se démente en aucun cas, et nous ne serons pas induits en erreur. Les feuilles et les racines de l'ortie contiennent des principes salutaires.

Les feuilles séchées de cette plante donnent une tisane qui débarrasse la poitrine et les poumons de la bile qui les obstrue; elle a aussi la propriété d'éloigner par l'urine les matières inutiles ou malsaines qui gênent l'estomac.

Quant à la tisane de racine d'ortie, elle combat efficacement l'hydropisie à son début et expulse les humeurs gênantes qui entrent en décomposition dans le corps.

En avant donc ! faites l'essai de cette plante et vous constaterez les effets que nous venons de signaler.

PLANTAIN

Le nom de cette plante nous rappelle qu'elle est commune, c'est pour ce motif qu'on la considère généralement comme une mauvaise herbe. Elle n'est cependant pas à mépriser comme plante médicinale : elle produit surtout ses effets dans la gravelle et la pierre. Combien ces maladies sont fréquentes, et combien de fois les remèdes coûteux que prescrivent les médecins, ne sont pas à la portée des malades! C'est à ceux-ci surtout que je voudrais pouvoir crier en leur montrant la modeste petite plante : « Pourquoi aller chercher au loin, servez-vous de ce que la nature à mis à votre portée! »

Le plantain est un excellent remède pour l'estomac et contre les douleurs internes.

PLANTAIN LANCÉOLÉ

Le plantain lancéolé est resté avec raison un remède cher aux paysans. La tisane de cette plante a pour effet de dissoudre les engorgements intérieurs. On la mélange très souvent et avec succès à la « Pulmonaire ».

PRÊLE DES CHAMPS.

Maintes personnes ignorent que cette plante n'est pas seulement excellente pour nettoyer les objets matériels et les ustensiles de ménage, mais encore pour guérir notre corps et nos organes atteints par la maladie.

La décoction de prêle rend de grands services en cas de plaies purulentes et d'ulcères rongeurs.

La tisane de prêle nettoie l'estomac, adoucit les douleurs de la gravelle et soulage surtout ceux qui souffrent pour l'évacuation de l'urine. Elle est excellente aussi pour arrêter les saignements trop abondants, les vomissements mêlés de sang, mais elle produit moins d'effet sur les saignements de nez ou hémorragies nasales.

Il est vraiment nécessaire de répéter fréquemment à notre époque si frivole : « Retournez aux médicaments simples, multiples et d'un effet certain, que la nature prodigue nous dispense dans une si large mesure. »

LA PRIMEVÈRE

Une maladie qui cause beaucoup de douleurs est l'affaiblissement général du corps que l'on désigne sous le nom de « maladie de langueur ».

Celui qui a des prédispositions à la langueur ou qui est déjà atteint de ce triste mal, prendra la tisane de primevère : il ne tardera pas à en ressentir les effets bienfaisants.

La tisane de primevère combat efficacement la migraine ou les douleurs vives d'une partie de la tête, très fréquentes surtout chez les femmes.

Les personnes sujettes à ces tristes indispositions ne feront pas fi du remède que nous venons d'indiquer. Il produit son effet d'une manière beaucoup plus sûre peut-être, que tous les médicaments qu'on a coutume d'appeler « remèdes radicaux ».

LE RAIFORT

Le raifort est un aliment nutritif assez estimé. Il a une certaine importance médicale en ce qu'il a pour effet d'expulser du bas ventre les gaz qui sont si souvent une cause de maladie.

Nous le recommandons spécialement aux personnes qui se plaignent de rétention d'urine.

Quand on emploie le raifort sous forme d'infusion, on en absorbe une cuillerée à café toutes les heures, en ayant soin de prendre en même temps un peu de miel.

Pour préparer la tisane de raifort, on se sert de la pelure qui recèle particulièrement les principes curatifs.

RENOUÉE DES OISEAUX

Il faut reconnaître que la bonne mère nature est aux petits soins pour les hommes, et qu'elle agit sagement en plaçant sur leur chemin de modestes plantes, destinées à apporter un soulagement à leurs maladies.

Dans ces temps de vanité et de morgue, il en est beaucoup qui portent haut la tête et regardent d'un œil dédaigneux toutes les choses qui n'accusent pas très ostensiblement leur cachet d'utilité.

Combien de fois ne passe-t-on pas devant la renouée et ne la foule-t-on pas aux pieds sans lui prêter la moindre attention?

Essayez de la tisane de cette plante, vous dont la gorge est sujette à de fréquentes inflammations, vous qui souffrez de l'estomac, vous qui savez que la plaie qui s'y est formée pourrait bien se transformer en un cancer affreux!

Prenez cette tisane par demi-tasse et vous serez bientôt convaincu de son efficacité.

Dans l'emploi de ce médicament, ce n'est pas tant à la quantité qu'il faut s'attacher, qu'à la régularité et à l'à-propos.

LE ROMARIN

Cette plante élégante, dont les compagnards se servent en Allemagne pour décorer leurs habitations à l'occasion d'un mariage ou d'une autre circonstance joyeuse, est très peu connue pour ses effets bienfaisants.

La tisane du romarin, de saveur âcre, est, comme toutes les tisanes de plantes amères, un breuvage stomachique efficace. Cette tisane devrait être employée surtout par les personnes atteintes de maladies de foie. Elle chasse du corps, sans aucune difficulté, tous les liquides qui affaiblissent l'organisme en provoquant la maladie, et elle combat avec un réel succès l'hydropisie que l'on craint tant et avec raison.

Enfin, le romarin débarrasse la poitrine de toutes les matières nuisibles qui s'y accumulent, et met ainsi obstacle à bon nombre de maladies.

RUE

La rue est malheureusement trop peu connue, quoiqu'elle nous fournisse un acide efficace dans les douleurs les plus diverses.

La tisane de cette plante est excellente contre les congestions, les vertiges, les éblouissements, les suffocations, les battements de cœur, les maux du bas ventre et les crampes, soit que la cause de ces maux réside dans l'organisme tout entier, soit qu'elle siège dans l'un des organes seulement.

LA SAUGE

Les gens de la campagne, dans certains cas, sont plus intelligents et mieux avisés que les habitants des villes. C'est ainsi qu'ils savent où trouver sûrement les premiers secours nécessaires en cas de maladie ; tandis que les citadins absorbent des séries entières de médicaments, vident l'une après l'autre de nombreuses boîtes de pilules, et ne s'en portent pas mieux pour cela.

Les campagnards sont toujours restés fidèles à la sauge et c'est avec confiance qu'ils boivent la tisane faite de cette plante, lorsqu'ils souffrent du foie ou des reins, ou lorsqu'ils ont des engorgements du palais, de la gorge et de l'estomac.

Une décoction de sauge guérit sûrement et assez rapidement des plaies très anciennes, lors même qu'elles sont purulentes.

LE SOUCI

Remarquons que cette fleur, surnommée la *Fleur des morts*, mériterait plutôt d'être nommée fleur des vivants, car elle est particulièrement apte à reconstituer l'organisme.

La tisane du souci, appliquée sous forme de compresses, est un excellent remède pour guérir les abcès.

La tisane du souci cicatrise aussi rapidement les plaies de l'estomac et guérit des nausées. Nous recommandons à nos lecteurs de la prendre par petites quantités, dans le courant de la journée, plutôt que d'en absorber une demi-tasse d'une seule fois.

LE SUREAU

Pour préparer la tisane de sureau, on en fait cuire huit à dix feuilles qu'on a préalablement hachées comme on le fait pour le tabac. On les laisse bouillir environ dix minutes dans de l'eau.

Cette tisane constitue une excellente cure printanière, c'est le meilleur dépuratif du sang.

On la prend chaque jour avant de déjeuner.

La racine de sureau préparée en tisane, guérit l'hydropisie à son début, d'une façon plus efficace que ne pourrait le faire aucun autre remède.

La baie du sureau séchée donne une tisane très efficace dans les cas de selles trop abondantes et trop fréquentes.

LE TILLEUL

Au bon vieux temps, le tilleul était très peu connu et apprécié. Ses feuilles, cependant, fournissent une tisane sudorifique très énergique. Les vapeurs de la tisane sont préférables à la boisson elle-même pour produire la transpiration.

Les personnes incommodées par une toux persistante, boiront du thé de tilleul et cette fatigante visiteuse ne tardera pas à disparaître.

Le tilleul attaque énergiquement les engorgements des voies respiratoires et des poumons. Il fait disparaître, non moins facilement, les oppressions du bas ventre qu'amènent presque inévitablement les engorgements des reins.

TRIGONELLE-FENU-GREC

On fait usage de la semence pulvérisée de cette plante.

Le révérend curé Kneipp recommande très souvent ce médicament, et il suffit de l'avoir expérimenté une fois pour être convaincu de ses bons effets. La tisane du fenu-grec a surtout pour effet de calmer la fièvre. Employée en gargarisme, elle fait disparaître les maux de gorge et les inflammations du larynx. La dose à employer est celle d'une cuillerée à café pour une tasse ordinaire.

On peut en boire plusieurs fois par jour ou même toutes les heures et on peut s'en servir pour se gargariser.

Ce médicament si simple, dont l'effet est si salutaire, est surtout recommandable pour les enfants qui sont fréquemment atteints des maladies énumérées plus haut.

LE TUSSILAGE

Cette plante si peu remarquée est cependant très estimée de ceux qui la connaissent. La tisane de tussilage est surtout recommandée comme boisson à ceux qui sont souvent incommodés par des oppressions dues à l'accumulation des glaires. Cette tisane nettoie la poitrine et les poumons et calme la toux.

Nous la recommandons spécialement à ceux qui ont des tendances à la phtisie.

LA VALÉRIANE

Les racines de la valériane donnent une tisane excellente. La dose à prendre doit toujours être modérée.

Les résultats efficaces de la valériane se font principalement sentir dans les cas de congestions, lorsque le sang monte rapidement à la tête et que celle-ci s'alourdit ; enfin la valériane combat les étourdissements.

On l'emploie aussi avec assez de succès contre les crampes, les douleurs du bas ventre et les battements de cœur.

LA VIOLETTE

Cette charmante petite fleur, tant aimée, l'hôtesse printanière de nos jardins et de nos campagnes, la violette modeste et parfumée, donne une tisane très efficace dans bon nombre de maladies.

On la donne aux enfants quand ils toussent ou lorsqu'ils ont la coqueluche ; elle est très recommandée aux phtisiques, parce qu'elle dissout les glaires.

On l'emploie encore avec succès contre les maux de tête pendant les grandes chaleurs.

Le thé de violette employé comme gargarisme, et les compresses de décoction de violette sont d'excellents remèdes contre les contractions et les inflammations de la gorge.

Il est bon d'employer le thé de violette lorsque la respiration est difficile.

Une décoction de violettes dans du vinaigre est un remède très efficace contre la goutte.

APPENDICE

Outre les thés de plantes médicinales indiqués jusqu'ici on pourrait encore citer :

1° Le thé de feuilles de ronces ;

2° Le thé d'herbe de Saint-Joseph ;

3° Le thé de feuille de griotte ;

4° Le thé de baies de cassis, qui est un médicament de digestion, recommandable pour l'évacuation normale de l'urine.

Terminons cette énumération par les belles paroles du révérend curé Kneipp : « Que Dieu est bon ! non seulement il nous donne le pain quotidien et fait croître tout ce qui est nécessaire à notre subsistance, mais Lui qui, dans sa sagesse infinie, a tout créé selon la mesure, le nombre et le poids, procure encore à l'homme ces plantes bienfaisantes qui lui apportent le soulagement et la guérison, lorsque son corps se débat dans les douleurs de la maladie. »

« Que Dieu est bon ! » Puissions-nous assez le comprendre !

DEUXIÈME PARTIE

LES APPLICATIONS D'EAU

DU

Rév. curé KNEIPP

Manière de les pratiquer et effets qu'on en obtient.

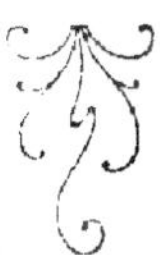

OBSERVATIONS PRÉLIMINAIRES.

I. Succès de la cure d'eau.

La cure d'eau intense et exclusive ne convient pas ou présente même des dangers dans les cas suivants : 1° L'affection organique du cœur ; 2° la phtisie pulmonaire, quand elle a déjà fait des progrès et exercé des ravages ; 3° les maladies nerveuses, accompagnées d'une affection cérébrale ; 4° les infirmités qui proviennent d'une lésion de la moelle épinière ; 5° l'épilepsie chez les sujets déjà hébétés : 6° l'hydropisie générale et avancée : 7° l'altération profonde des tissus et des vaisseaux ; 8° l'état des personnes dont l'organisme, trop affaibli par l'âge ou la maladie, n'est plus à même de produire la réaction. — Dans tous ces cas, il n'y a que le médecin expérimenté qui puisse encore prescrire des applications d'eau sous des formes très modérées.

On voudra bien tenir compte de ces indications et ne pas croire que toutes les maladies puissent être guéries par l'eau ou uniquement par l'eau ;

Le traitement par l'eau promet les *plus beaux succès :*

1° Dans toutes les inflammations aiguës, telles que l'angine, l'érysipèle, la diphtérie, la fluxion de poitrine, le rhumatisme articulaire aigu, la scarlatine, la rougeole, la variole, le typhus, etc....;

2º dans les lésions et blessures;

3º dans la goutte et le rhumatisme;

4º dans les maladies chroniques de l'estomac;

5º dans les inflammations du foie, de la rate et des reins;

6º dans les affections cutanées, la tuméfaction des glandes et la syphilis;

7º dans les maladies nerveuses qui ont pour cause une surexcitation du cerveau;

8º dans toutes les maladies dont les symptômes remontent à des congestions sanguines et des troubles dans la circulation du sang;

9º dans les maladies qui sont la suite de l'abus de certains médicaments, comme la morphine, le chlorhydrate, le mercure, etc.

II. Moyens adjuvants de la cure d'eau.

Ce qui seconde l'action de l'eau, ce sont les *médicaments*, le *régime* bien ordonné, l'*air* et le *mouvement*.

Les meilleurs *médicaments* sont évidemment ceux qui ne renferment pas de poisons; il y a un bon nombre de plantes qui, par bonheur, nous en fournissent.

Le *régime* consiste dans le choix voulu des aliments. Le meilleur régime est le régime mixte, dans lequel entrent le régime animal et le régime végétal. Le régime végétal consiste dans l'emploi d'aliments tirés du règne végétal, tels que les légumes, le pain, les soupes, les plantes légumineuses (pois, haricots, lentilles). Le régime animal est celui dans lequel figurent la viande, les poissons, les graisses, le beurre, le fromage, le lait et les œufs. Les fruits sont excellents, la bière et le vin sont des objets de consommation qui, *l'usage en étant modéré*, font peu de mal.

L'*air pur* et la gymnastique rationnelle des poumons avec le *mouvement* suffisant au dehors et chez soi sont des conditions indispensables d'une bonne santé.

III. Moyens d'endurcir l'organisme.

Les hommes bien portants peuvent affermir leur santé : en soignant convenablement le corps et la surface cutanée, ils s'endurcissent, acquièrent plus de résistance à toutes les maladies et deviennent moins sensibles aux courants d'air et aux changements de température.

En se basant sur ce principe, il faut laver chaque jour les *enfants* totalement et promptement à l'eau qui marque environ 10° ou 12° R. dans une chambre qui a une température de 16° à 19° R. ou qui du moins n'est pas trop froide; sans les essuyer, il faut alors ou bien les coucher de nouveau pendant 10 minutes ou les habiller en toute hâte et leur donner du mouvement. On peut aussi, une fois par jour, les plonger dans l'eau froide jusqu'aux aisselles pendant 2 secondes.

Les *grandes personnes* doivent, avant de se coucher (ou en sortant du lit après y avoir séjourné quelque temps) ou bien à l'heure du lever, se laver le dos et la poitrine, les bras et les jambes à l'aide d'une serviette de grosse toile trempée dans l'eau froide et un peu tordue ; mais toute l'opération ne doit pas durer plus d'une minute. Si l'on prend des *bains chauds*, qu'il ne faut pas prolonger au delà de 5 minutes, on doit toujours les faire suivre d'une rapide ablution froide et se donner du mouvement jusqu'à ce que le corps soit réchauffé, ainsi qu'on fait après toutes les affusions froides. Les *bains de rivière* ne doivent pas non plus durer plus de 6 minutes, afin de ne pas soustraire trop de calorique au corps. Les *bains de siège froids* ne devraient pas prendre plus de 2 ou 3 minutes et les *bains généraux froids* dans une baignoire seulement quelques secondes (souvent on ne fait qu'entrer et sortir). Les *promenades nu-pieds* dans l'herbe humide, sur des dalles mouillées, dans la neige nouvelle, dans l'eau froide, sont d'excellents moyens de s'aguerrir.

IV. Règles d'or de la cure d'eau.

Plus l'organisme est faible ou épuisé, plus les applications d'eau doivent être, au début, modérées et rares, c'est-à-dire, chez les personnes débilitées, il faut commencer par les lotions froides, que chacun supporte, et ne pas trop prolonger les opérations. Tant qu'on éprouve la moindre sensation de froid ou qu'on n'est pas convenablement réchauffé, il ne faut jamais prendre des affusions ou des bains froids. L'organisme, qui n'est pas en état de suppléer promptement à la chaleur perdue par l'eau froide, peut, à l'aide de lotions avec l'eau tiède et fraîche, s'habituer peu à peu à l'eau froide et se fortifier.

Plusieurs maillots ont le même résultat avantageux, qu'on les trempe soit dans l'eau chaude soit dans l'eau froide.

Les affusions doivent être appliquées jusqu'à ce que la réaction paraisse, c'est-à-dire jusqu'à ce que la peau devienne rouge et que le sentiment de la chaleur se fasse remarquer. Cet effet se manifeste d'autant plus promptement que l'eau est plus froide.

De même qu'il ne faut s'administrer des lotions, des affusions et des emmaillotements que quand le corps se trouve sous une impression de chaleur, de même il est nécessaire de se donner du mouvement après l'opération, afin de rétablir aussi promptement que possible la chaleur uniforme dans le corps.

Pendant la période de la menstruation, il est permis d'appliquer des lotions totales et des affusions supérieures.

Toutes les maladies ont, d'après Kneipp, leur cause soit dans la mauvaise formation du sang, soit dans la circulation défectueuse; car le sang est le suc vital.

L'eau a la vertu :

1° de dissoudre les éléments mauvais renfermés dans le sang;

2° d'éliminer du sang ces mauvais éléments;

3° de fortifier les organes affaiblis, et

4° de rétablir l'ordre et la régularité dans le cours du torrent circulatoire.

En d'autres termes, la cure d'eau : 1° stimule le fonctionnement de l'organisme tout entier, augmente par là la quantité nécessaire des combustibles, favorise la circulation du sang, distribue la chaleur animale d'une façon uniforme, active le travail du système nerveux, ce qui n'est en somme que l'effet du changement accéléré de substances: 2° donne une force impulsive aux éliminations et aux évaporations de la peau; 3° rend moins sensible au courant d'air et à la variation de la température.

V. Courte description de la manière de faire les applications d'eau.

1° Applications destinées à résoudre les éléments morbides du sang.

A. BAINS DE VAPEUR.

a) *Le bain de vapeur de la tête* est employé contre le rhume, le mal de tête, le bourdonnement d'oreilles, les affections asthmatiques, les inflammations des yeux provenant d'un refroidissement, la tuméfaction des glandes, le rhumatisme de la nuque, etc... Le bain de vapeur se prend ordinairement deux fois et dure chaque fois 20 minutes. Dans une chambre chauffée on remplit aux trois quarts d'eau bouillante un baquet muni d'un couvercle; puis, après avoir découvert le haut du corps, on s'assied sur un siège peu élevé, on incline la tête et le cou sur le réservoir, on se fait recouvrir d'une grande couverture en laine, on enlève le couvercle du baquet et on laisse agir la vapeur pendant 20 minutes. Puis on enlève de nouveau la couverture, on se lave le corps avec de l'eau fraîche et on essuie la peau; enfin on se donne du mouvement dans la chambre chauffée jusqu'à ce que la surface cutanée ait regagné le degré de chaleur ordinaire.

Nota bene. — Dans l'eau bouillante on mêle du fenouil, ou de la sauge, ou des fleurs de foin, ou des fleurs de sureau, ou des fleurs de tilleul, ou des orties, ou de la menthe, ou de la mille-feuille; car ces plantes corroborent l'action de la vapeur. Il faut aussi ouvrir la bouche et les yeux.

b) *Le bain de vapeur des pieds* est pris d'une façon analogue, et au bout de 10 minutes on peut mettre une tuile chauffée dans l'eau, pour en renforcer l'action. On place à terre le baquet rempli à moitié de liquide en ébullition, au bord supérieur on fixe une traverse sur laquelle viennent se poser les pieds, tandis que le patient, ayant mis à nu le bas du corps, se place à côté sur une chaise et dispose la couverture de laine autour de ses jambes et du baquet. Finalement on lave à l'eau froide les pieds et les jambes.

c) *Le bain de vapeur du siège* est préparé à la paille d'avoine, à la prêle ou aux fleurs de foin. Le liquide en ébullition est versé dans le vase de la chaise percée, on se place dessus, en s'enveloppant dans une couverture de laine. Au bout de 20 minutes on se relève et l'on fait une lotion totale. Enfin l'on se promène dans la chambre chauffée ou bien on se couche jusqu'à ce que la chaleur ordinaire soit rétablie.

d) C'est de la même manière qu'on peut administrer des bains de vapeur sur d'autres parties du corps, par exemple sur les bras en cas de rhumatisme, etc.

B. BAINS CHAUDS.

On ajoute toujours à l'eau du sel et des cendres de bois, des fleurs de foin, de la paille d'avoine, des bourgeons de sapin, de la dragne (drèche), etc.

a) *Le bain de pieds chaud* ne doit pas avoir une température dépassant 25° ou 26° R. et les pieds doivent être immergés jusqu'à la naissance des mollets. On verse de l'eau bouillante sur les plantes sus-mentionnées et on laisse refroidir jusqu'à la température voulue ; puis on y plonge les pieds pendant l'espace de 15 à 30 minutes.

b) *Le bain de siège chaud.* On verse l'eau en ébullition sur les herbes, on laisse cuire encore 5 minutes, puis on met le tout dans une baignoire à bain de siège, qui renferme déjà de l'eau chaude. Enfin l'on s'assied dans l'appareil, de façon à avoir le bas du corps dans l'eau jusque vers la région du nombril ; les pieds et les jambes restent en dehors. Le bain doit avoir une température de 25° à 28° R. et durer de 10 à 15 minutes.

c) *Le bain général chaud* est destiné à augmenter la chaleur naturelle, à résoudre et à éliminer les substances morbides renfermées dans le corps.

d) *Les bains partiels* chauds, restreints à d'autres parties du corps. Le *bain des mains et des bras* est préparé et pris de la même manière que le bain de pieds chaud. — Pour donner un *bain chaud à la tête*, il faut préalablement enfoncer le haut de la tête dans l'eau froide pendant 30 secondes, puis dans l'eau chaude à 25° R. pendant 5 à 7 minutes, en arrosant simultanément du creux de la main la partie postérieure que l'eau n'atteint pas. — Le *bain des yeux* consiste à enfoncer le front et les yeux pendant 30 secondes dans l'eau chaude (25° R.), à laquelle on a ajouté une infusion de fenouil ou d'eufraise, immersion qui se répète 5 fois. Finalement on lave les yeux à l'eau fraîche.

2° Applications destinées à éliminer du sang les éléments morbides.

A. EMMAILLOTEMENTS.

Les emmaillotements empêchent l'afflux excessif et désordonné du sang à telle ou telle partie du corps et absorbent la chaleur superflue. Il ne faut pas les prolonger au delà d'une heure et demie, tout en renouvelant le maillot toutes les vingt minutes.

a) *L'emmaillotement de la tête* rend d'éminents services contre le mal de tête rhumatismal, les dartres et les maladies du cuir chevelu. On lave d'abord la figure et la tête à l'eau froide ; puis on enveloppe, sans l'essuyer, la tête soigneusement d'un linge trempé et un peu tordu, qu'on entoure hermétiquement d'un molleton. Au bout de 20 minutes on retrempe le linge, et après une heure, le maillot étant enlevé, on lave rapidement la tête et le cou à l'eau froide et on s'essuie avec soin.

b) *L'emmaillotement du cou* se pratique comme suit : On commence par laver le cou à l'eau froide, puis on l'enveloppe à plusieurs tours d'un linge trempé dans l'eau froide et un peu tordu, et par-dessus vient se placer une bande de flanelle ou un molleton quelconque. On renouvelle la compresse toutes les 20-40 minutes, et l'on continue l'opération aussi longtemps que le veut la prescription. Mais *jamais il ne faut laisser le maillot appliqué pendant plus de 40 minutes ou même durant la nuit entière, sans le retremper.*

c) *L'emmaillotement des pieds.* On trempe des bas ou des chaussettes en coton dans l'eau froide, à laquelle on a ajouté un tiers de vinaigre, on les met, on les entoure d'un molleton et on se couche pendant une ou deux heures. Ce maillot enlève la fatigue des pieds et amène le sommeil.

d) Le *maillot inférieur* est un excellent moyen contre la goutte, le rhumatisme, les affections des reins et les crampes. On plie un drap de lit en deux, on le trempe dans une décoction refroidie de fleurs de foin, de paille d'avoine ou de bourgeons de sapin, on le tord bien, on l'enroule autour du corps depuis les aisselles jusqu'à la pointe des pieds, on s'enveloppe dans une couverture de laine et on se couche ainsi pendant une heure ou une heure et demie.

e) Le *châle* ou petit maillot. On plie en forme de triangle équilatéral une grande et grosse serviette de toile; trempé dans l'eau froide et tordu, ce linge recouvre le dos et la poitrine. Puis on met par-dessus un molleton et on se couche pour une heure ou une heure et demie. Le châle est précieux dans le mal de gorge et le catarrhe bronchique.

f) La *chemise mouillée.* Le patient, revêtu de la chemise, se tient debout dans une baignoire ou un bassin quelconque et se fait arroser énergiquement d'eau froide; puis il s'enveloppe dans une couverture de laine et reste au lit pendant une heure ou une heure et demie. Dans le cas où le liquide est salé, on appelle cet emmaillotement *chemise saline*. Ce maillot agit très bien sur les engorgements sanguins, les crampes, la danse de Saint-Guy, les maladies nerveuses.

g) Le *manteau espagnol*, le plus grand de tous les maillots, n'est autre chose qu'une chemise de grosse toile avec larges manches et allant jusqu'à l'extrémité des pieds. Revêtu de ce manteau humide et enveloppé dans une grande couverture de laine, le sujet reste au lit pendant une ou même deux heures. L'opération combat la goutte, la fièvre typhoïde, la pituite, la mucosité. Les individus jeunes et robustes trempent le manteau espagnol dans l'eau froide, les autres se servent d'une décoction chaude de fleurs de foin.

h) Le *demi-maillot* est une grosse toile pliée en 4 ou en 6 et assez large pour couvrir le tronc depuis les aisselles jusqu'aux cuisses. C'est le maillot le plus usité, et on l'applique chaud et froid trempé dans une décoction (chaude ou froide) de fleurs de foin ou dans l'eau vinaigrée. Il va sans dire qu'il faut le tordre, l'entourer soigneusement d'une couverture en laine et rester au lit pendant une heure ou une heure et demie. Les personnes du sexe peuvent, finalement, se frictionner le bas-ventre avec un peu d'huile camphrée. Ce maillot rend de signalés services dans la plupart des affections; c'est en particulier dans celles qui tardent à se déclarer qu'il facilite le diagnostic.

B. COMPRESSES.

Tandis que les maillots entourent le corps tout entier, les compresses ne sont que l'application d'un morceau de grosse toile, plié en plusieurs doubles, trempé dans l'eau chaude ou froide, tordu, placé directement sur la partie malade et recouvert d'un molleton. On renouvelle la compresse chaque fois après une demi-heure et on continue l'opération pendant une ou deux heures, en restant couché et bien couvert.

Suivant le but à atteindre, on distingue :

a) La *compresse supérieure*, qui s'étend depuis le cou jusqu'au bas de l'abdomen;

a) La *compresse inférieure*, qui s'applique sur le dos, depuis la nuque jusqu'à l'extrémité de la colonne vertébrale. Sur le lit on place d'abord une couverture de laine, puis le linge mouillé et tordu; puis on se couche dessus, on entoure le corps de la couverture de laine et on se couvre bien d'un édredon.

c) La *compresse supérieure et inférieure* consiste dans l'emploi simultané ou successif de la compresse supérieure et de la compresse inférieure. — Pour l'une et l'autre de ces deux applications on se sert d'un drap de lit de grosse toile, qui, trempé dans l'eau et tordu, reste généralement en place pendant une heure, sans qu'on le renouvelle. Le linge est plié en 10 doubles.

d) La *compresse abdominale* s'applique sur le bas ventre, en remontant jusqu'à la région de l'estomac. Elle est trempée dans l'eau froide vinaigrée ou dans une décoction chaude de fleurs de foin, de prêle ou de paille d'avoine. On la renouvelle toutes les demi-heures.

3° Applications destinées à fortifier l'organisme et à régler la circulation du sang.

A. AFFUSIONS.

Remarquons tout d'abord qu'il ne faut jamais essuyer le corps après une affusion quelconque.

a) L'*affusion des genoux*, qui est toujours en corrélation avec l'affusion supérieure, se pratique de la manière suivante : On découvre les pieds et les jambes jusqu'au-dessus des genoux et, pour ne pas mouiller le pantalon retroussé, on l'entoure d'une serviette ; assis sur une chaise et posant les pieds dans une cuvette, on se fait arroser les pieds et les jambes à l'aide d'un arrosoir, en remontant depuis les orteils jusqu'au-dessus des genoux. Le premier arrosoir doit mouiller à la fois les deux pieds ; le second irrigue les mollets et les rotules de telle façon que l'eau s'écoule uniformément sur les pieds ; le troisième et dernier est versé, en deux ou trois coups, directement sur les pieds. Au début on emploie 3 arrosoirs d'eau, plus tard il faut aller jusqu'au chiffre 4 et même 6.

b) L'*affusion supérieure*. On cherche préalablement à se réchauffer par une marche accélérée ; puis on déshabille en toute hâte la partie supérieure du corps et on appuie les deux bras sur le fond d'une baignoire, de manière à donner au tronc une position à peu près horizontale ; ensuite, à l'aide d'un arrosoir rempli d'eau froide, on se fait arroser la partie postérieure du tronc, en commençant à l'épaule droite, pour descendre le long du dos et pour remonter à l'épaule gauche : on évite *soigneusement de laisser tomber le jet directement sur la colonne vertébrale*. Au début on emploie un seul, plus tard 2 ou 3 arrosoirs remplis d'eau froide ; pour les sujets bien portants on se sert même de 5 arrosoirs, c'est-à-dire qu'on continue d'arroser jusqu'à ce que la réaction des parties traitées apparaisse : la peau devient chaude et rouge. Finalement on se lave rapidement la poitrine, on remet la chemise, sans s'essuyer et on se donne du mouvement jusqu'à ce que le corps éprouve une chaleur uniforme.

c) *L'affusion dorsale*. Le patient, tout déshabillé, s'assied sur une planche placée en travers d'une baignoire et se fait arroser, comme il est dit pour l'affusion supérieure, pendant près de 15 à 30 secondes au début, jamais au delà d'une ou de deux minutes. Avec l'eau qui coule par-dessus les épaules on se lotionne en même temps la poitrine.

d) *L'affusion inférieure ou crurale* se pratique comme l'affusion des genoux, avec la différence que le jet d'eau remonte aux cuisses, au bassin et à la région des reins.

e) *L'affusion totale*. Le sujet déshabillé se tient debout dans une baignoire et se fait arroser tout entier : d'abord derrière (le jet ne doit pas tomber directement sur la colonne vertébrale), puis devant. On emploie de 2 à 6 arrosoirs d'eau, suivant la tolérance du patient ou la température de l'eau. Celle-ci peut avoir au commencement de 15° à 18° C. et l'opération ne doit pas se faire dans un local froid.

B. BAINS FROIDS.

La durée des bains froids est de 2 à 6 secondes; dans la suite on peut aller jusqu'à 30, tout au plus jusqu'à 60 secondes.

a) *Le demi-bain.* On se met assis, les jambes étendues, dans une baignoire dont l'eau immerge le bas du corps jusqu'à la région ombilicale, et on se lotionne le haut du corps avec la main.

b) *Le bain de siège.* On s'assied dans un cuveau ou dans un appareil destiné *ad hoc*, et l'eau doit remonter aussi haut que dans le demi-bain; mais les pieds restent en dehors.

c) *Le bain général* ou entier. Pour le prendre on s'assied dans une baignoire renfermant assez d'eau pour immerger le corps jusqu'aux aisselles, et il ne faut pas s'essuyer. Comme pour toutes les lotions froides, les bains et les affusions, on tâche d'être au préalable sous une impression d'agréable chaleur, et après on se donne du mouvement dans un local convenablement chaud, jusqu'à ce que la chaleur normale soit rétablie.

C. LOTIONS FROIDES.

Les lotions générales du corps ont très souvent le meilleur succès chez les malades qui ne supportent pas ou guère les affusions et les bains froids. Elles ne doivent jamais durer au delà d'une ou de deux minutes, et se faire toujours dans une chambre ayant une température agréable. Le moment propice pour les pratiquer, c'est l'heure du lever; après l'opération on peut se remettre au lit pour quelques instants ou bien on se donne du mouvement jusqu'à ce que le corps ait reconquis son degré normal de chaleur. Cette application d'eau peut se faire également le soir, soit avant de se coucher, soit en se relevant avant de s'endormir.

On peut très bien faire usage d'eau vinaigrée : 1/3 de vinaigre, 2/3 d'eau. Au lieu d'une éponge on se sert d'une grosse serviette, qu'on trempe dans l'eau froide et avec laquelle on se frictionne d'abord la poitrine, le ventre et les jambes, puis (en retrempant) les parties postérieures, enfin (en trempant de nouveau) les bras. *Il ne faut absolument pas qu'avant l'opération on éprouve une sensation de froid.*

On appelle *lotions partielles* celles qui ne s'étendent pas au corps tout entier.

D. MARCHE NU-PIEDS.

La marche nu-pieds est un excellent moyen d'endurcir l'organisme et de détourner l'excès de chaleur de la tête et du haut du corps. *Les personnes qui souffrent d'une sueur abondante aux pieds ne doivent pas trop prolonger leurs promenades nu-pieds.* Après cet exercice il faut toujours mettre des bas secs et des souliers et *se donner de nouveau du mouvement jusqu'à ce que les pieds soient bien réchauffés.* On ne doit pas interrompre la marche par des arrêts intempestifs.

a) *La promenade dans l'herbe* a lieu sur un gazon mou et régulier, mouillé par la rosée, la pluie ou l'arrosement. Elle dure de 15 à 45 minutes.

b) *La promenade sur les dalles mouillées* ne doit durer que 3 ou même 5 minutes ; les individus forts peuvent la prolonger jusqu'à 15 minutes.

c) *La promenade dans la neige fraîchement tombée* se pratique de préférence au printemps, jamais par un vent froid et piquant. Elle dure de 3 à 4 minutes.

d) *La promenade dans le frimas automnal* ne dure également que de 3 à 4 minutes.

e) *La marche ou le piétinement dans l'eau* se pratique dans une baignoire ou dans la rivière, l'eau montant jusqu'aux mollets. Elle dure de 1 à 3 ou même 5 minutes.

TROISIEME PARTIE

INSTRUCTION SOMMAIRE

SUR

LE TRAITEMENT

DES

PLUS IMPORTANTES MALADIES

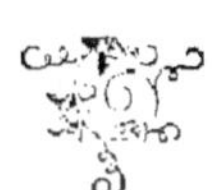

INSTRUCTION SOMMAIRE SUR LE TRAITEMENT

DES

PLUS IMPORTANTES MALADIES

Abeilles (*piqûre d'*). — Voir *piqûre d'insectes*. En outre prendre 2 fois par jour 15 gouttes d'huile d'aspic ou d'huile de fenouil.

Abcès. — Les petits abcès sont lavés à l'eau tiède, recouverts d'un peu de pommade à base de calendula et pansés. Quand les abcès sont grands, on les lotionne matin et soir avec une infusion de prêle et on les couvre de charbon finement pulvérisé : en outre on prend journellement un demi-maillot. Si les abcès proviennent du sang vicié, il faut user du thé dépuratif Kneipp. Pour les abcès des os, faire des compresses trempées dans une décoction de fleurs de foin ou de fenu-grec, ou bien des applications de fromage blanc. Voir aussi *carie* et *nécrose*.

Aigreurs d'estomac. — Chaque jour 3 fois une petite cuillerée d'élixir stomachique Kneipp : chaque soir un bain de pieds chaud avec cendres et sel durant 15 minutes ; 3 jours de suite journellement un cataplasme chaud de fleurs de foin sur l'estomac et le ventre; chaque matin, au saut du lit, une lotion totale, et, si cela est nécessaire, prendre une pincée de craie précipitée ou de la teinture de centaurée.

Amygdales. — Chaque jour 3 bains de vapeur de la tête, 3 lotions totales par semaine, chaque jour une affusion supérieure et une lotion du haut du corps, 3 fois par jour une pincée de poudre d'os et boire du café de glands. Comparer *angine*.

Anémie. — Rechercher le grand air, se promener beaucoup, travailler un peu. Tous les 2 jours, se lever nuitamment et prendre vite une lotion totale. Tous les 2 jours se tenir dans l'eau froide pendant 30 secondes; plus tard, 2 fois par semaine un demi-bain froid; finalement une affusion des genoux et une affusion supérieure par semaine. Mâcher journellement 4 fois 5 grains de genièvre. Chaque jour 3 fois une pincée de poudre d'os ou de craie précipitée. Potage de santé, aliments de facile digestion, malt hygiénique et lait.

Angine. — Emmaillotement du cou pendant 6 heures; si la chaleur est forte, ajouter un emmaillotement des pieds. Tremper les maillots dans moitié eau moitié vinaigre. Voir *maladies de la gorge*.

Aphtes. — Le point capital, c'est la propreté. Enduire, 3 fois par jour, l'intérieur de la bouche d'un peu de miel boracé, après l'avoir bien nettoyé à l'aide d'un petit linge; puis boire de la tisane de fenouil.

Apoplexie *(coup d')*. — Au début traiter comme pour la *syncope;* puis 2 lotions froides par jour avec eau et vinaigre, et 2 bains de vapeur des pieds dans la semaine. Après 2 ou 3 semaines, administrer chaque jour une affusion crurale, dorsale et supérieure. Frictionner à l'esprit de camphre.

Appétit *(manque d')*. — Voir *inappétence*.

Arthrite. — Voir *goutte, rhumatisme articulaire*.

Asthme. — Prendre chaque jour alternativement une affusion supérieure et une affusion des cuisses, des genoux et du dos, ou bien des bains de siège, des demi-bains, des bains entiers, et marcher journellement nu-pieds dans l'herbe mouillée. Thé béchique, tisane de feuilles de violettes ou de bouillon-blanc. Frictionner ou battre avec des orties.

Blessures *(coupures)*. — Les petites blessures, on les lave bien à l'eau pure, on y applique un emplâtre glutinatif et l'on ajoute un pansement convenable. Quant aux blessures ou plaies plus considérables, il faut arrêter le sang à l'aide d'un tampon d'ouate hémostatique et faire un pansement; plus tard laver, enduire de pommade à base de calendula et panser. Renouveler l'opération chaque jour.

Bouche *(maladies de la)*. — Voir *aphtes*.

Brûlure. — Enduire d'un onguent fait d'argile ou de terre glaise, et renouveler toutes les 15 minutes; ou bien appliquer de la choucroute. On peut aussi faire usage d'un mélange d'huile de lin ou d'huile à salade avec de l'eau calcaire. Pour l'intérieur, prendre tous les jours une petite cuillerée d'huile d'olives ou d'huile à salade.

Cancer. — Il est très contagieux. Laver avec une dissolution d'alun ou d'aloès, et répandre dessus un mélange de poudre d'alun et de poudre de charbon. Prendre 3 ou même 5 fois par jour du thé dépuratif. Laver les plaies au petit-lait et appliquer pendant la nuit du fromage blanc ou de l'onguent d'argile. Faire chaque jour une des applications d'eau suivantes : affusion des genoux, affusion des cuisses, demi-bain, immersion des bras dans l'eau salée; puis recommencer et continuer la série.

Carie des os. — Voir *maladies des os.*

Cataracte. — Faire usage de l'eau ophtalmique Kneipp ; marcher nu-pieds ; lotions du dos, de la poitrine, du ventre; plus tard, des demi-bains froids et des bains entiers de quelques secondes, parfois aussi la chemise saline pendant une heure. Voir *ophtalmie.*

Catarrhe. — C'est une inflammation des membranes muqueuses. Le nom de l'organe affecté, joint au mot catarrhe, indique le siège de l'inflammation. De là le catarrhe du nez (coryza, rhume de cerveau), de la gorge, du larynx, des bronches, des poumons, de l'estomac, des intestins, de la vessie. Voir ces mots.

Cerveau *(inflammation du).* — Tisane de fenugrec ; compresses froides sur le front ; emmaillotements des pieds jusqu'aux genoux, le maillot étant trempé dans une décoction *froide* de prêle ou de paille d'avoine, et renouvelé toutes les 30 minutes. — Quand le cerveau a subi une secousse ou un ébranlement, appliquer des emmaillotements froids sur la tête et des sinapismes sur la poitrine; frotter la peau; administrer 3 fois par jour 10 gouttes de teinture de valériane et d'alcool de menthe, plus tard un peu de vin.

Cheveux. — Voir *cuir chevelu.*

Chlorose, *pâles couleurs.* — Voir *anémie.*

Choléra. — Voir *cholérine.*

Cholérine. — Faire transpirer le malade au plus tôt. A cet effet, on lui applique sur le corps un linge trempé dans du vinaigre bien chaud, et par-dessus cette première compresse deux draps de lit trempés dans l'eau bien chaude ; puis on le couvre convenablement d'un lit de plumes. Faire boire du bouillon chaud, de l'eau-de-vie de myrtilles dans l'eau chaude, du lait chaud. Employer aussi l'alcool de menthe et l'élixir stomachique.

Cœur *(maladies du cœur).* — Tous les matins lotion froide du haut du corps et marcher nu-pieds dans la rosée; tous les jours une compresse abdominale, une tasse d'infusion de primevère ou de feuilles de sureau et 3 gouttes de teinture d'arnica. — Quand il y a *hypertrophie* du cœur, prendre du thé d'ortie, de prêle et de genièvre, et tous les jours une lotion totale ou un demi-bain.

Colique. — Frictionner la région ombilicale à l'huile de fenouil et prendre une infusion de menthe, de camomille et de fenouil. Voir aussi *cholérine, diarrhée, catarrhe de l'estomac* et *des intestins, crampes.*

Colonne vertébrale *(déformation de la).* — Chaque jour 3 fois une pincée de poudre d'os blanche et chaque semaine un maillot trempé dans une décoction de paille d'avoine. Diverses affusions.

Congestion sanguine à la tête, à la poitrine,

au foie, à la rate, etc.- Faire usage des purgatifs, des compresses et des promenades nu-pieds. Tisane de rue et d'angélique : 2 fois par jour 10 à 12 gouttes de teinture de rue, d'huile de rue ou de teinture d'angélique. Trois gouttes de teinture d'arnica. Quand il y a constipation, user des pilules Kneipp.

Consomption. — On ne peut, avec succès, combattre cette infirmité que dans les commencements. Voir *toux* et *poumons*.

Constipation. — Bain de siège ou demi-bain froid, 3 fois par semaine. Au moment du lever et du coucher lotionner le ventre à l'eau froide. Chaque jour une affusion des genoux ou une lotion totale. Une cuillerée d'eau par heure. Matin et soir tisane de fleurs de prunellier ou de fleurs de sureau. Pilules Kneipp. Voir aussi *purgatifs*.

Contusion. — Compresses froides jusqu'à disparition de toute enflure, puis frictions à l'huile camphrée.

Coqueluche. — Chaque jour 12 à 15 gouttes d'huile de fenouil sur un morceau de sucre. Thé béchique ou tisane de feuilles de violettes. Chaque jour un bain chaud de 5 à 8 minutes, puis immersion rapide dans l'eau de 14° à 16° R. pendant une ou deux secondes; plus tard, faire ainsi tous les 2 ou 3 jours.

Cors aux pieds. — Bains chauds à la paille d'avoine ou bains de vapeur des pieds, ou encore chaussettes trempées dans une décoction chaude de fleurs de foin. Badigeonner avec la teinture destinée *ad hoc*, et les cors se laisseront détacher facilement.

Coryza ou *rhume de cerveau.* — D'abord boire de la tisane de fleurs de sureau, et se laver en entier à l'eau froide au moment du coucher, afin de pouvoir transpirer. Quand le mal est déjà invétéré, prendre chaque jour un demi-maillot trempé dans une décoction de fleurs de foin et une lotion totale; ajouter, s'il en est besoin, des bains de vapeur de la tête. Voir aussi catarrhe de la *gorge.*

Coup de sang. — Frictionner avec la teinture d'arnica et d'esprit de camphre. Toutes les 10 minutes compresse chaude trempée dans moitié vinaigre et moitié eau. — Pour coup de *soleil*, voir ce mot.

Crachement de sang. — C'est le cas où le sang provient de la lésion des poumons, suite d'une maladie de cet organe. Position horizontale et tranquille du corps, compresses froides sur la poitrine, boire de l'eau salée et de la tisane froide de prêle. Plus tard, lotions froides de la poitrine et des aisselles dans la matinée; pendant 3 semaines, 2 demi-maillots par semaine; enfin une affusion des genoux le matin et une affusion supérieure l'après-midi. — Pour les moyens contre la toux qui accompagne le crachement de sang, voir *toux.*

Crampes. — Pour les *crampes du cœur,* prendre un demi-maillot trempé dans le vinaigre et de la tisane d'ansérine. — Pour les *crampes du bas-ventre,* maillot inférieur trempé dans une décoction de bourgeons de pin, bains de siège aux fleurs de foin. Bains de pieds à 25° ou 26° R. avec une poignée de sel et deux poignées de cendres, après 10 minutes laver les pieds à l'eau froide. Boire matin et soir une infusion de mille-feuilles et de mille-pertuis, ou d'ansérine, de camomille, de rue et de fenouil, et absorber 3 fois par jour 20 gouttes de teinture de valériane et de mille-pertuis. — Pour les *crampes de la matrice* et les *pertes blanches :* chaque jour lotion totale au moment du coucher, le matin marcher sur les dalles mouillées, tous les 3 jours un bain de siège froid. — Pour les *crampes d'estomac*, élixir stomachique et alcool de menthe. Thé de menthe et de valériane. Demi-maillot à l'infusion de fleurs de foin, 3 fois par semaine et autant de fois un demi-bain de 4 à 6 secondes. Voir maladies de *l'estomac* et *colique*. — Pour la *crampe des écrivains :* plonger 2 fois par jour les bras dans l'eau froide et prendre 3 demi-bains froids par semaine.

Cuir chevelu (*affections du*) et *chute des cheveux*. — Chaque semaine laver la tête à l'eau chaude et au savon, puis frictionner le cuir chevelu d'un peu d'eau capillaire au suc d'ortie, ensuite bien essuyer et frictionner avec un peu d'huile de bardane ou d'huile capillaire au suc d'ortie. S'étant bien peigné, on reste dans la chambre chaude jusqu'à ce que la tête soit bien séchée.

Cure printanière. — Elle est nécessaire quand, au printemps, on éprouve des démangeaisons à la peau, des embarras de selles, un mauvais appétit, des éruptions, des phlegmons, des clous, etc... On prend alors du thé dépuratif Kneipp, des pilules Kneipp, de la tisane de fleurs de prunellier ou de feuilles de sureau, et on marche nu-pieds dans l'herbe mouillée.

Danse de Saint-Guy. — Pendant huit jours, revêtir 2 fois par jour une chemise trempée dans une décoction de fleurs de foin mêlée d'eau salée, pour la garder chaque fois durant une heure et demie; puis, pendant quinze jours, faire tous les 3 jours seulement cette même application. Nourriture simple et ordinaire; des lotions froides; du thé d'ansérine ou 4 fois par jour 15 gouttes de teinture de valériane et d'absinthe.

Dartre. — Chaque semaine : 2 bains chauds à la paille d'avoine, suivis chacun d'une immersion dans l'eau froide pendant 2 secondes, 2 bains de vapeur de la tête durant 20 minutes, et 2 lotions totales. Thé dépuratif ou tisane de feuilles de sureau, de sauge, d'absinthe et de menthe; chaque jour 3 fois une pincée de poudre d'os.

Delirium tremens = *délire nerveux des ivrognes.* – Chaque jour 2 applications d'eau dans l'ordre suivant : affusion supérieure suivie de l'affusion des genoux, marche dans l'eau, affusion dorsale, demi-bain, affusion supérieure avec affusion des genoux, bain de siège, affusion supérieure, etc...

Dents *(mal de).* — Faire usage des gouttes odontalgiques, marcher nu-pieds sur les pierres arrosées, appliquer 2 ou 3 gouttes d'huile excrétive derrière l'oreille.

Diabète. — Chaque jour une affusion supérieure. S'abstenir des farineux et des pommes de terre.

Diarrhée – *catarrhe intestinal.* — Si le mal persiste longtemps, il faut préalablement débarrasser le canal intestinal des humeurs viciées, bile, glaires, etc... au moyen d'un purgatif (pilules Kneipp pour les adultes, fleurs de prunellier pour les enfants). Alors seulement on cherche à guérir la diarrhée chronique : teinture de myrtilles, cataplasme de fleurs de foin renflées et entourées d'un linge sur le bas-ventre, bains de siège très chauds aux fleurs de foin. Voir aussi *cholérine, colique, dysenterie, catarrhe d'estomac.*

Digestion difficile. — Teinture de genièvre; mâcher des baies de genièvre. Voir *inappétence, maladies de l'estomac.*

Diphtérie. — Se gargariser 4 fois par jour avec une infusion de prêle, ou bien avec une infusion de fenugrec, de fleurs de mauve, de mille-feuilles et de bouillon-blanc. Prendre du thé béchique ou du thé de bouillon-blanc. D'abord un bain de vapeur de la tête; puis laver à l'eau froide le corps entier toutes les 20 ou 25 minutes; après 6 ou 8 heures appliquer 3 fois le demi-maillot pendant 30 minutes chacun; ensuite un bain de vapeur des pieds pendant 15 minutes, suivi d'un demi-bain froid d'une minute, avec lavage du haut du corps. Après cela recommencer la série, deux applications par jour.

Dos (*mal de*). — Voir *lumbago.*

Durillons aux pieds. — Pédiluve chaud à la paille d'avoine. Voir aussi *cors aux pieds.*

Dysenterie. — Chaque jour 3 fois une cuillerée à bouche de teinture de myrtilles dans un peu d'eau chaude. Compresses bien chaudes (avec eau et vinaigre) sur l'abdomen à renouveler toutes les 30 minutes. Plus tard un peu d'alcool de menthe ou quelques gouttes d'huile de fenouil. Voir aussi *cholérine, diarrhée.*

Écorchures. — Chez les enfants : laver à l'eau

chaude, couvrir de farine d'amidon et enduire de pommade à base de calendula, pâte salicylée, etc. Pour les pieds blessés user de pédiluves chauds.

Écrivains *(crampe des).* — Voir *crampes.*

Écrouelles. — Voir *scrofule.*

Embarras gastrique. — Chaque jour pédiluve chaud avec sel et cendres, et journellement 3 fois du thé de mille-pertuis avec mille-feuilles ou du thé de rue avec valériane. Voir aussi *crampes* et *douleurs d'intestins.*

Emphysème. — Thé béchique 3 fois par jour; tous les matins lavage froid de la poitrine; le soir, en sortant du lit, lotion totale.

Enflure. — Voir *tumeur.*

Engelures. — Quand elles sont ouvertes, il faut les baigner dans une décoction chaude de fleurs de foin, immédiatement après les laver à l'eau froide, puis y mettre une couche de pommade à base de calendula ou une couche de fromage blanc. Si elles ne sont pas ouvertes, frottez-les avec de la neige et baignez-les dans l'eau froide pendant une minute, puis restez dans la chambre chauffée. Voir aussi *membres gelés.*

Engorgement. — Pour engorgement de la poitrine voir *toux*, pour engorgement de l'estomac voir *catarrhe d'estomac.*

Enroûment. — Tisane de fleurs de mauve, infusion de fenugrec, thé béchique. Chaque jour lotion totale. 2 fois par jour marcher nu-pieds. 2 bains de siège froids et 2 châles par semaine. Voir aussi *inflammation de la gorge.*

Entérite. — Voir *inflammation des intestins.*

Entorse. — Compresses d'eau froide jusqu'à disparition de l'enflure, puis frictionner avec l'esprit de camphre et la teinture d'arnica.

Épilepsie = *mal caduc*. — Chaque semaine une chemise saline, dans chaque matinée une lotion totale, un ou deux bains de siège froids par semaine, promenade assidue à pieds nus. Manger peu de viande, mais de bons farineux et du potage de santé ou de la panade. Chaque jour 20 gouttes de teinture de romarin d'un seul coup et 3 fois une pincée de poudre d'os. Vivre au grand air.

Épistaxis. — Voir *saignement de nez*.

Éruptions. — Thé dépuratif, tisane de feuilles de sureau, de fleurs de prunellier et de feuilles de fraisier. Chaque jour une pincée de poudre blanche d'os, chaque semaine 3 lotions totales et un bain général chaud à la paille d'avoine. — Pour les *éruptions au cuir chevelu*, bain de vapeur de la tête ou emmaillotement de la tête, et chaque jour un bain de tête. Deux chemises mouillées par semaine, ou bien, en alternant tous les 2 jours, le manteau espagnol et le demi-maillot.

Érysipèle à la figure. — De temps en temps laver la figure à l'eau chaude, prendre le châle trempé dans l'eau chaude pendant 45 minutes, puis ce même châle trempé dans l'eau froide et le renouveler toutes les heures jusqu'à ce que toute chaleur soit enlevée. L'érysipèle à un autre endroit du corps est traitée comme la rougeole.

Estomac. — 1° *Abcès à l'estomac*. Alimentation légère, simple, non épicée; pas de bière. Tous les deux jours une compresse pliée en plusieurs doubles et trempée dans une décoction chaude de fleurs de foin, à garder pendant une heure et demie. Thé de sauge, d'absinthe et de plantain. — 2° *Squirrhe à l'estomac.* Il guérit difficilement. S'adresser à un bon médecin. — 3° *Gastrite* = catarrhe stomacal et intestinal. Les grandes personnes usent d'abord des pilules Kneipp, les enfants prennent de la tisane de fleurs de prunellier, pour débarrasser l'estomac et les intestins des humeurs glaireuses viciées. Puis seulement on se met aux antidiarrhéiques : 4 fois par jour une cuillerée à bouche de teinture de myrtilles dans l'eau chaude ; aux enfants on donne 4 fois par jour une cuillerée d'infusion de myrtilles bien cuites dans 1/8 de litre d'eau. Café de glands. Potage de santé. Voir aussi *diarrhée.* — Comparer *aigreurs d'estomac, gastralgie.*

Femmes *(maladies des), flueurs blanches* chroniques avec douleurs dans l'abdomen et le dos, faiblesse, etc.... — Tous les matins, au saut du lit, lotion totale, et tous les 2 jours bain de siège ou demi-bain froid de la durée de 2 minutes. Injections d'eau froide 2 fois par jour. Tisane de millepertuis et de mille-feuilles. — Voir *pertes de sang.*

Fièvre. — 1° *État de fièvre.* Infusion de fenugrec et toutes les 3 heures environ une lotion totale. — 2° *fièvre muqueuse.* En restant au lit, laver poitrine et ventre à l'eau froide toutes les 2 heures, jusqu'à ce que la fièvre cède, puis donner un bain de vapeur à la tête. Mettre 2 fois le manteau espagnol, chaque fois pendant une heure. Thé béchique ou tisane de fleurs de sureau 3 fois par jour.

Fistule rectale. — Traiter comme la *chute du rectum.*

Flatulence. — Appliquer le demi-maillot. Voir aussi *gaz* et *aigreurs d'estomac*.

Foie *(maladie du)*. — Chaque jour 3 fois une petite cuillerée de charbon pulvérisé dans l'eau, thé dépuratif ou tisane de sauge ; pilules Kneipp. S'il y a constipation : en outre 2 bains de siège froids, de 2 minutes chacun, dans le courant de la semaine. Si le foie est enflé, 2 fois par jour une tasse d'infusion de prêle et de graines de genièvre. Chaque jour une compresse aux fleurs de foin sur le ventre. Affusions dorsale et crurale, et demi-bains.

Foulure. — Voir *entorse*.

Gale. — Frictionner le corps tout entier avec du savon mou, puis prendre un bain chaud à 30°-34° C. et mettre du linge frais. En outre, on peut chaque jour, après le bain, enduire de baume péruvien les parties affectées.

Gastralgie, *douleurs d'estomac, embarras gastrique*. — Chaque jour 3 fois une cuillerée à café d'élixir stomachique : comparez *flatulence, aigreurs d'estomac, crampes* et *inappétence*. Trois fois par jour une pincée de rhubarbe pulvérisée. Farine de santé et malt hygiénique.

Gaz, *colique venteuse*. — Chaque jour 2 fois 5 gouttes d'huile d'anis ; emmaillotement des genoux ou demi-maillot ; bain de siège chaud aux fleurs de foin. Voir aussi *aigreurs d'estomac* et *flatulence*.

Gelés *(membres du corps)*. — Envelopper les membres gelés de compresses froides, puis les frictionner avec de la pommade à base de calendula.

Genou *(tumeur blanche au).* — Enduire 2 fois par jour, d'onguent argileux (argile blanc délayé dans l'eau) : envelopper d'un linge trempé dans l'eau froide vinaigrée et entourer le tout d'une bande de laine. Quand le mal est déjà invétéré, maillot aux fleurs de foin ou à l'infusion chaude de fenugrec. Plus tard, on frictionne avec de la pommade à base de calendula.

Gerçures, *crevasses.* — On y applique chaque jour, pendant 30 minutes, un linge dans lequel sont enveloppées des fleurs de foin renflées; de plus, on les baigne journellement, pendant 3 minutes, 2 fois dans l'eau froide, et après le bain on les recouvre d'une mince couche de pommade à base de calendula.

Goître. — Faire cuire de la jeune écorce de chêne pendant une demi-heure et tremper dans la décoction un maillot qu'il faut appliquer et renouveler toutes les 2 ou 3 heures. Voir aussi *scrofule.*

Gorge *(maladies de la).* — 1° *Inflammation de la gorge.* Gargariser avec une infusion de sauge et d'alun, boire une infusion de fleurs de mauve ou de fenugrec. Thé béchique. Maillot du cou toutes les 20 minutes, jusqu'à cessation de l'inflammation. Chaque jour une affusion supérieure. Voir *enroûment.* — 2° *Catarrhe du nez et de la gorge.* Pendant huit jours, un jour bain de vapeur des pieds avec demi-bain, le lendemain affusion supérieure et affusion des genoux. Marcher nu-pieds, jouir du grand air. Soir et matin aspirer de l'eau froide par le nez. Voir aussi *coryza* et *influenza.*

Goutte *et* **arthrite.** — Enveloppement chaud

aux fleurs de foin des parties dolentes ou enflées, à renouveler toutes les 2 ou 3 heures : c'est-à-dire appliquer des fleurs de foin infusées et renfermées dans des linges ou des sachets. Dans la suite, 2 manteaux espagnols par semaine ou un bain de siège chaud à la paille d'avoine. A la fin, lotion entière tous les 2 jours. Thé de primevère et de fleurs de sureau ou thé de feuilles de sureau, 3 fois par jour. Voir *rhumatisme articulaire.*

Gravelle *et* **pierre.** — Chaque semaine 2 maillots inférieurs trempés dans une décoction de prêle ou de paille d'avoine, et 3 bains de siège à 30° R. avec décoction chaude de prêle ou de paille d'avoine et suivis d'une lotion froide. De temps à autre, compresses chaudes sur les parties douloureuses ou des bains de vapeur du siège. Thé antihydropique ou tisane de prêle, de cynorrhodon (gratte-cul), de genièvre, etc... Teinture de gratte-cul, 3 fois par jour une cuillerée à café. De fois à d'autres, prendre un peu d'huile d'olives. Consulter un bon médecin. Voir *maladies du foie.*

Hématémèse. *vomissement de sang* provenant de l'estomac. — Voir ce mot.

Hémoptysie *hémorragie de l'appareil respiratoire.* — Voir *Crachement de sang.*

Hémorroïdes. — Tous les 2 jours un bain de siège d'une minute. Tous les 2 jours un maillot inférieur. De temps en temps des gouttes d'absinthe : les selles étant pénibles, user des pilules Kneipp.

Hernies. — 1° *Hernie ombilicale des enfants.* Refouler le viscère avec beaucoup de précaution et le maintenir au moyen d'une bande de toile ; on peut aussi, sous la bande, appliquer un emplâtre glutinatif et même un petit tampon de linge; ne donner que des aliments de facile digestion, pas de bouillie. Un maillot inférieur trempé dans une décoction de bourgeons de pin: immersion quotidienne de l'enfant dans l'eau froide. — 2° *Hernie inguinale* des enfants et des adultes. Traiter de même; ajouter des lotions froides du corps entier et des bains de siège; enduire la place malade d'huile camphrée, 3 fois par jour; faire porter un bandage. Dans le cas de constipation, des pilules Kneipp pour les grandes personnes, tisane de fleurs de prunellier pour les enfants.

Herpès circinal. = *Zona.* — Bains de siège aux fleurs de foin et thé dépuratif.

Hydrophobie. — Voir *rage*.

Hydropisie. — 1° *Hydropisie du cœur :* Chaque jour une compresse supérieure et inférieure, 2 petits verres de vin de romarin et 3 portions de thé antihydropique. — 2° *Hydropisie du ventre :* une chemise saline par semaine, une lotion totale et 2 demi-bains de 30 secondes par jour. En outre, 3 fois par jour du thé antihydropique, ou encore vin de romarin, teinture de gratte-cul et tisane d'hièble et de prêle.

Hypocondrie. — Poudre d'os, 3 pincées par jour, de temps à autre quelques gouttes de teinture d'absinthe, une lotion totale jour, 3 demi-bains ou bains de siège froids par semaine, se promener journellement nu-pieds pendant 10 minutes, en deux fois.

Hystérie. — Chaque jour 3 fois une petite cuillerée de teinture de rue et une pincée de poudre d'os. Une lotion totale par jour et 3 demi-bains par semaine ; marcher souvent nu-pieds.

Inappétence. — Chaque jour 3 fois une petite cuillerée d'élixir stomachique, pilules d'absinthe, teinture d'absinthe, ou bien 2 fois par jour 5 gouttes d'huile d'aspic. Tous les matins une lotion totale, et rechercher le grand air.

Incontinence d'urine. — Tous les matins une tasse d'infusion de mille-pertuis. Les enfants jusqu'à l'âge de 3 ans doivent, 2 secondes durant, être immergés dans l'eau froide ; ceux de 4 à 6 ans doivent, 2 fois par jour, marcher dans l'eau froide pendant 6 minutes; les personnes plus âgées prennent 3 bains de siège par semaine et se promènent nu-pieds. Une pincée de poudre blanche d'os, 3 fois par jour.

Influenza. — Thé de fleurs de sureau. La chose principale étant de provoquer aussi vite que possible une forte transpiration, il faut toutes les heures se laver le corps entier à l'eau froide (continuer 8 ou 10 heures) et se remettre chaque fois au lit, ou bien prendre le manteau espagnol. Puis, pendant une semaine, boire 3 tasses de thé bechique par jour et pratiquer la lotion totale au moment du coucher.

Insectes *(piqûre d')*. — Frotter avec un peu d'essence ammoniacale, puis faire des compresses froides ou bien des enveloppements chauds et des bains de vapeur. Voir *piqûre d'abeilles.*

Insomnie. — Un manteau espagnol par semaine, une lotion entière par jour et tous les soirs une petite cuillerée d'élixir stomachique. Malt hygiénique.

Intestins. — 1° *Douleurs d'intestins.* Thé de valériane et de menthe, ou bien de mille-pertuis et de mille-feuilles. Tous les jours une cuillerée à café de teinture de valériane et de mille-pertuis. Voir *colique, estomac, embarras gastrique, crampes.* — 2° *Inflammation des intestins.* Tous les jours 2 fois un maillot inférieur pendant une heure. Pour le reste, traiter comme les *douleurs d'intestins.*

Jaunisse. — Les enfants peuvent prendre 3 fois par jour du thé antihydropique ou de la tisane de genièvre. Les grandes personnent avalent 1 ou 2 pilules Kneipp avant de se coucher, et un œuf cru au moment du lever, boivent une tasse de lait matin et soir, et absorbent 3 fois par jour une pincée de poudre d'absinthe ou de poudre de charbon.

Léthargie. — Administrer un peu d'ansérine infusée dans du lait bien chaud; pour le reste comme dans le cas de *syncope.* Sinapisme sur la plante des pieds et la région du cœur, et appeler le médecin.

Lumbago, *tour de reins.* — Frictionner avec de l'esprit de camphre ou avec de l'huile de camphre et de la teinture d'arnica. Chaque jour une lotion totale et un maillot inférieur de 45 minutes.

Lupus. — Même traitement que pour le cancer.

Luxation, déboitement, membres démis. — Compresses d'eau froide jusqu'à disparition de l'enflure, puis frictions à l'esprit de camphre, à la teinture d'arnica ou à l'huile de camphre.

Maladie mentale. — Tous les soirs sortir du

lit et laver le corps entier à l'eau vinaigrée; tous les jours 2 bains de pieds chauds avec sel et cendres. Plus tard, 2 demi-maillots et 2 lotions totales par semaine. Après 6 semaines, une lotion totale par semaine et 3 à 5 marches dans l'eau. Avec cela, journellement 2 fois 20 gouttes de teinture d'absinthe, ou de pilules d'absinthe. Voir aussi *hypocondrie, névrose*.

Mélancolie. — Voir *maladie mentale*.

Membres démis. — Voir *luxation*.

Métrorragie. — Voir *pertes de sang*.

Migraine. — Dans le cas de constipation, pilules Kneipp. Journellement 3 fois une pincée de poudre d'os, du thé de fenouil ou de cumin; 3 fois par jour une cuillerée à café de teinture de valériane et de mille-pertuis. Laver 2 ou 3 fois, plus tard une fois par jour, le ventre avec moitié eau moitié vinaigre. Trois lotions totales par semaine et marcher nu-pieds. (Voir aussi *mal de tête* et *névroses*). Soupe à la farine hygiénique, café de malt ou café de glands.

Moelle épinière *(maladie de la)*. — Consulter un bon médecin. Marcher pieds nus, prendre 2 affusions supérieures et 2 affusions de genoux par semaine. Chaque jour 2 fois une pincée de poudre blanche d'os.

Mort apparente. — Voir *léthargie*.

Muguet. — Voir *aphtes*.

Nausées, *maux de cœur, envies de vomir*. — Thé chaud de menthe. Les petits enfants, qui ont également la diarrhée, ne doivent pas boire de lait; on les nourrit de mucilage d'avoine ou d'orge (préparé avec le gruau d'avoine et avec la farine d'avoine ou d'orge.) Les grandes personnes prennent chaque jour un peu d'élixir stomachique. Café hygiénique.

Nécrose. — Voir *carie.*

Névroses, *maladies des nerfs, faiblesse des nerfs.* — Journellement 3 fois une pincée de poudre d'os et autant de fois une petite cuillerée d'élixir stomachique. Quand il y a constipation, pilules Kneipp. Dans la semaine, 3 demi-bains, 3 affusions ; se promener chaque jour nu-pieds. Potage de santé ; malt hygiénique. Voir aussi *migraine, mal de tête.*

Nez. — Voir *coryza, saignement de nez.*

Nouure. — Voir *rachitisme.*

Ophtalmie. — Les maladies de l'œil sont de nature très diverse, et il faut avoir hâte de consulter un bon médecin Kneippiste. Quand les yeux sont enflammés ou chassieux, il est bon de donner d'abord un bain de vapeur à la tête, plus tard un bain de vapeur aux pieds, ou un pédiluve chaud avec sel et cendres. Puis on peut appliquer 2 ou 3 gouttes d'huile excrétive derrière les deux oreilles et laver, matin, midi et soir, les yeux avec l'eau ophtalmique Kneipp, mélangée avec de l'eau pure. — Quand il y a cataracte, il est bon aussi d'introduire dans les yeux du sucre pulvérisé ou de les laver avec une dissolution étendue d'aloès, d'alun ou de miel (1/2 pincée sur 1/4 de litre d'eau). — Si les yeux sont scrofuleux, il faut prendre journellement 3 fois une pincée de poudre d'os et revêtir chaque soir, au moment du coucher, une chemise saline. En outre, prendre par semaine 3 bains chauds à 24° R. avec une décoction de bourgeons de pin; plus tard des lotions froides, des demi-bains, des bains entiers, une fois par jour. Derrière l'oreille 2 gouttes d'huile excrétive.

Oreille (*maladies de l'*). — Seringuer dans l'oreille 1/4 de litre d'eau chaude, 3 fois par jour; après avoir essuyé, instiller quelques gouttes d'huile d'amandes et boucher d'ouate. Gargariser avec une infusion de sauge. Aspirer par le nez une décoction de sauge. Par semaine 3 bains de vapeur de la tête. — Pour l'*écoulement* de l'oreille, la *douleur aiguë* à l'oreille et le *bourdonnement* de l'oreille, traiter de même.

Os (*maladie des*). — 1° *Tumeur des os.* Compresses à la décoction de fleurs de foin ou de fenugrec, et application de fromage blanc ou d'argile. — 2° *Carie* avec fistule osseuse. Laver 2 fois par jour avec une décoction de prêle ou de camomille, et enduire de pommade à base de calendula.

Panaris. — Baigner journellement dans une décoction chaude de fleurs de foin. Si l'abcès est ouvert, laver avec une dissolution d'alun et enduire de pommade à base de calendula. Applications de fromage blanc.

Pertes de sang. *Métrorrhagie.*— Thé de prêle et de gui; toutes les 20 minutes, application sur le bas ventre d'une compresse froide trempée dans moitié eau moitié vinaigre, et continuer 2 ou 3 heures. Repos au lit.

Phtisie. — Voir *poumons.*

Pieds. — 1° *Sueur aux pieds avec écorchures.* D'abord bain de vapeur des pieds, plus tard emmaillotement des pieds et marche nu-pieds, enduit de pâte salicylée au moment du coucher. — 2° *Ulcères aux pieds.* Maillots et compresses à la décoction de prêle; lotions totales et diverses affusions.

Pierre. — Voir *gravelle* et *foie.*

Piqûre. — Voir *abeilles, insectes.*

Plaies. — Voir *blessures.*

Podagre. — Maillot de pieds trempé dans une décoction de feuilles de violettes. Chaque jour le manteau espagnol pendant une heure. Frictions à l'huile ou à l'esprit de camphre. — S'il y a goutte, employer le maillot inférieur à la décoction de paille d'avoine. Bains de vapeur aux parties endolories. Bains de siège chauds à la paille d'avoine. — S'il y a des nœuds arthritiques, des renflements goutteux, appliquer d'abord des fleurs de foin rentlées et chaudes, en forme de cataplasme, chaque jour et chaque fois pendant 2 heures; faire suivre chacune de ces applications d'une affusion froide durant une minute. Plus tard, journellement une lotion entière froide, en sortant du lit. Thé de primevère, 3 fois par jour. — Voir aussi *goutte, rhumatisme.*

Poitrine malade *des nourrices.* — Compresses trempées dans une décoction de prêle, à renouveler toutes les 40 minutes. Enduire de pommade à base de calendula.

Poumons. — 1° *Fluxion de poitrine.* Pendant la journée 3 fois une petite cuillerée d'huile d'amandes ou d'olives; appliquer un cataplasme de fromage blanc sur la partie malade et renouveler toutes les 3 heures. Si l'inflammation est bien forte, pratiquer 2 fois par jour le maillot inférieur. Thé béchique, 3 tasses par jour. — 2° *Maladie de poitrine, tuberculose*. Prendre, 3 fois par jour, une tasse de thé béchique et une pincée de poudre d'os. Matin et soir, laver la poitrine à l'eau froide. Plus tard, journellement une affusion supérieure suivie d'une affusion de genoux, et 2 demi-maillots par semaine. Chaque jour, 3 fois 2 grains de résine ou 3 fois du thé de bourgeons de pin. De plus, tisane de prêle, de mille-pertuis et de mille-feuilles. Voir aussi *toux, consomption, emphysème*.

Printemps. — Voir *cure printanière*.

Purgatifs. — Pour les enfants on emploie les fleurs de prunellier, pour les grandes personnes les pilules Kneipp et le feuille-régulateur. Les meilleurs purgatifs sont ceux qui n'excitent pas l'organisme outre mesure. Il ne faut avoir recours aux purgatifs que quand on en a absolument besoin. Si l'on est obligé d'en prendre, il ne faut pas continuer longtemps : on s'habitue à s'en passer de nouveau, en se tenant à un régime rationnel et en usant du meilleur moyen curatif, de l'eau. Pour les applications d'eau, voir *constipation*. Il est bon de manger beaucoup de fruits cuits à l'étuvée, des potages de gruau d'avoine, du pain de santé, des soupes hygiéniques, des soupes à la farine d'avoine, des légumes copieux. Prendre du café de malt, se donner beaucoup de mouvement, autant que possible au grand air, et boire assidûment de l'eau en petites quantités. La choucroute est un laxatif aussi.

Rachitisme, *faiblesse du système osseux*. — Deux lotions froides par jour, café de glands au lait. 2 pincées de poudre d'os dans le courant de la journée.

Rage. — Jusqu'à l'arrivée du médecin, lotions d'eau chaude et faire des compresses froides.

Rate *(renflement de la).* — Application de fleurs de foin renflées, à l'état chaud, en forme de cataplasme.

Rectum. — 1° *Chute du rectum.* Bains de siège à la décoction de prêle ou d'écorce de chêne, et petits lavements à la même décoction. — 2° *Fistule rectale.* Même traitement que pour le cas précédent.

Reins *(maladie des).* — Chaque jour 3 fois 30 gouttes de teinture de genièvre, un tasse de thé antihydropique; chaque semaine 3 lotions totales en sortant du lit et 2 affusions supérieures suivies de l'affusion des genoux, ou bien 3 demi-maillots ou bains de siège chauds à la décoction de prêle ou de paille d'avoine. Marcher nu-pieds chaque jour. Le thé antihydropique peut aussi être remplacé par une tisane faite d'un mélange de prêle, de genièvre, d'hièble, de gratte-cul, de sureau et de sauge. Voir aussi *pierre* et *gravelle.* Comme l'affection des reins varie beaucoup, il faut consulter un médecin.

Rétention d'urine. — S'administrer dans le courant de la journée 3 bains de vapeur du siège à la décoction de prêle, puis se remettre chaque fois au lit ou bien se promener. Voir aussi *vessie.*

Rhumatisme articulaire. — Commencer par le manteau espagnol: puis dans la semaine 2 maillots inférieurs à 30° R. avec décoction de bourgeons de pin, de fleurs de foin ou de paille d'avoine. Matin affusion supérieure, après-midi affusion inférieure. Pendant 3 semaines, se lever chaque nuit et prendre une lotion totale: plus tard, dans le courant de la semaine 2 lotions totales, 1 affusion supérieure, 1 affusion inférieure, 3 promenades dans l'herbe mouillée. Chaque jour une tasse d'infusion de primevère. Voir aussi *goutte* et *podagre*.

Rhume de cerveau. — Voir *coryza* et *gorge*.

Rougeole. — Dès le premier jour 2 fois la chemise saline, chaude, pendant une heure, ce qui fera sortir les taches plus fortement; puis, tant que dure la chaleur de la fièvre, laver le corps entier à l'eau froide toutes les 4 heures. Bien aérer, vivre sobrement, calmer la soif avec le sirop de framboises.

Saignement de nez. — Appliquer une compresse froide sur la nuque et la partie postérieure de la tête, et aspirer par le nez une infusion à moitié refroidie de prêle; s'il en est besoin, boire une tasse d'infusion de prêle ou de gui. Si cet accident se répète souvent, il faut prendre par semaine 3 bains de pieds avec cendres et sel et durant 15 minutes, tous les jours une lotion totale au saut du lit, et se promener, tous les 2 jours, nu-pieds sur les dalles mouillées.

Sang. — 1° *Vomissement de sang* venant de l'estomac (hématémèse). Chaque jour 3 fois de la tisane de gui, de renouée (polygone des oiseaux) ou de prêle. Position tranquille et élevée au lit. Voir *abcès à l'estomac*. — 2° *Crachement de sang*. Voir ce mot. — 3° *Coup de sang*. Voir ce mot. — 4° *Perte de sang*. Voir ce mot.

Scarlatine. — Commencer par une chemise saline chaude, pour que l'éruption s'accentue bien; puis, pendant 2 jours laver à l'eau froide après chaque heure; après cela, tous les deux jours seulement, mais jusqu'à disparition de la chaleur anormale. Faire diète; dans les premiers jours ne rien prendre, excepté du lait et de l'eau avec un peu de sirop de framboises ou du bouillon.

Scrofule, *humeurs froides, écrouelles.* — Faire cuire de la jeune écorce de chêne pendant 30 minutes et y tremper le maillot à appliquer chaque jour, lotion totale. Pendant huit jours, revêtir chaque jour une chemise trempée dans une décoction de fleurs de foin et la garder une heure et demie; plus tard, 2 ou 3 fois par semaine. Bonne nourriture, bon air. Chaque jour 3 pincées de poudre d'os. Café de glands.

Soleil *(coup de).* — Sinapisme sur la région du cœur; affusions froides; frictions à l'eau froide.

Sueur abondante. — Thé dépuratif, 3 tasses par jour. Dans la semaine le manteau espagnol pendant une heure, chaque jour lotion totale et promenade dans la rosée matinale ou sur des dalles mouillées. — Voir *sueur aux pieds.*

Syncope, *défaillance, se trouver mal.* — Ouvrir les vêtements du malade, donner au corps une position horizontale, arroser d'eau froide, brosser les mains et les pieds, frictionner les tempes avec de l'esprit de camphre, 20 goutes d'élixir stomachique sur du sucre. Pilules Kneipp, quand il y a constipation.

Teigne. — Commencer par enduire, pendant quelques jours, avec de l'huile d'olives et enlever avec précaution les croûtes dures. Puis, le soir, on y met une couche de fromage blanc; le matin, on lave. Au lit, on reste couché et on applique un enduit d'argile blanc mélangé avec quelques gouttes de teinture d'arnica. Chaque jour une lotion totale. On arrive aussi au but moyennant l'onguent [illegible] et la poudre d'amidon.

Tête (*mal de*). — Poudre d'os, 2 ou 3 pincées par jour. Une demi-heure avant le dîner et le souper une petite cuillerée d'élixir stomachique. Lotion totale au moment du coucher, chaque soir. Une affusion supérieure par jour. Se promener journellement sur les dalles mouillées ou dans l'herbe. Deux bains de siège par semaine. Plus tard, on réduit les applications. Voir *migraine* et *névroses*.

Toux. — Thé béchique ou tisane de fleurs de sureau et de tilleul. Lotions froides de la poitrine; plus tard lotions totales au moment du coucher et promenade fréquente dans la rosée du matin. Dans le cas de catarrhe aigu de la poitrine appliquer 3 fois par jour le demi-maillot, chaque fois durant 30 minutes. Voir aussi *phtisie*.

Tumeur. — Quand la tumeur est dure, appliquer des cataplasmes chauds de fenugrec cuit et renfermé dans des sachets de toile, opération qui résout la tumeur ou la fait crever. — Pour une tumeur au genou, emmaillotement de toute la jambe. (Voir aussi tumeur blanche au genou.) — Pour la tumeur du menton, on emmaillote le menton et le cou. — Quant à la tumeur des chevilles, on remédie par le demi-maillot. — Dans le cas de tumeur enkystée, il faut appliquer des fleurs de foin bien chaudes qui, renfermées dans des sachets, dissolvent ou ramollissent la tuméfaction et la guérissent par suppuration.

Typhus. — 1° *Typhus de la tête.* Compresses froides sur la tête et lotions totales. Au reste, même traitement que pour le typhus du bas-ventre. — 2° *Typhus du bas ventre.* Toutes les 2 heures laver le tronc à l'eau froide jusqu'à extinction de la fièvre, de plus toutes les 3 ou 4 heures un demi-bain froid de 30 secondes. Chaque jour 2 compresses froides sur l'abdomen ou 2 manteaux espagnols pendant une heure. Si un enfant est atteint, on le plonge 3 fois par jour rapidement dans l'eau froide. Ne manger que des soupes mucilagineuses et ne boire que de l'eau avec un peu de sirop de framboises. Appeler surtout un bon médecin kneippiste.

Ulcères aux pieds. — Voir *pieds*.

Urètre (*rétrécissement de l'*). — Prendre une infusion de prêle et des bains de siège chauds. Chaque jour une affusion crurale et une affusion supérieure.

Urine. — Voir *incontinence, rétention, vessie*.

Varices. — Thé de prêle, 2 fois par jour; 3 affusions dorsales, 3 affusions crurales et 1 lotion totale par semaine.

Variole (*petite vérole*). — Tous les jours laver le corps à l'eau tiède et revêtir une chemise mouillée aux fleurs de foin, jusqu'à ce que la fièvre soit supprimée. Laver la figure 3 fois par jour à l'eau tiède. — Autre traitement : Mettre 2 fois par jour le manteau espagnol trempé dans une décoction de fleurs de foin et rester bien enveloppé et couvert pendant une heure et demie; la chaleur étant bien forte, lotionner 1 ou 2 fois par jour à l'eau froide : pour calmer la soif, boire de l'eau avec sirop de framboises.

Vents. — Voir *gaz*.

Vers intestinaux. — 1° *Vers ordinaires*. Prendre du chocolat anthelminthique ou vermifuge et des lavements à l'infusion d'absinthe. — 2° *Ver solitaire (tænia)*. Prendre de la teinture de fougère dans des capsules; manger de la semence de fraises ou de citrouilles; maillots chauds autour du corps.

Vertige. — Élixir stomachique, 3 fois par jour une petite cuillerée; une lotion totale journellement; dans la semaine 2 bains de siège froids durant 2 minutes et marcher pieds nus sur les dalles mouillées. Tous les jours 2 fois 6 gouttes d'huile de lavande ou bien 2 fois 15 gouttes de teinture de rue. Voir *syncope*.

Vessie (*catarrhe de la*). — Thé antihydropique, tisane de prêle, de genièvre et d'hièble (racines), 3 fois par jour; de temps en temps pilules Kneipp et fouille-régulateur n° 2. Bains de vapeur aux fleurs de foin ou à la prêle sur l'abdomen, ou bien bains de siège chauds à la paille d'avoine, 2 fois par semaine. Voir aussi *gravelle* et *pierre*.

Vomissement de sang. — Voir *hématémèse*.

OBSERVATIONS.

Préparation des thés. — On prend une pincée d'herbes, de racines ou de fleurs, c'est-à-dire autant qu'on peut en saisir avec trois doigts; puis on verse dessus un quart de litre d'eau bouillante et on laisse cuire encore pendant 5 minutes; enfin on décante et on a une tasse de thé. Ordinairement on prend 3 tasses de thé par jour.

Pour les *teintures*, on en prend généralement 3 fois par jour une petite cuillerée (cuillère à café, soit pure soit avec de l'eau. Il n'y a qu'une exception: elle concerne la teinture d'arnica, dont il n'est permis de prendre que 3 fois 3 ou 5 gouttes par jour.

QUATRIÈME PARTIE

SPÉCIALITÉS KNEIPP

Médicaments, Denrées alimentaires,

Linges. Livres. etc.

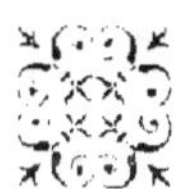

SPÉCIALITÉS KNEIPP

Médicaments, Denrées alimentaires, Livres, Linge, etc.

LES PRODUITS ALIMENTAIRES

RECOMMANDÉS PAR M. L'ABBÉ KNEIPP

sont fournis, pour la Belgique, par

Mme LEBROCQUY, à OOSTCAMP

Soupe hygiénique fortifiante, célèbre Kraftsuppenmehl de Kneipp, potage sans rival au point de vue nutritif, se préparant soit au lait, soit à l'eau, soit au bouillon; recommandable aux personnes bien portantes comme aux malades. — En paquets de 500 grammes . . 0.65

Malt hygiénique torréfié, remplaçant le café avec les plus grands avantages pour la santé, et une économie de 60 p. c. Goût excellent, préparation des plus aisées. — En paquets de 500 gr. avec instructions. . 0.65 et 0.60

Boisson nutritive (café de glands), recommandée par les autorités médicales de l'Allemagne et tout spécialement par M. *Kneipp*. Voici ce qu'il en dit dans *Vivez ainsi*, page 140 : « le café de glands est particulièrement bon. Il me tient à cœur de le recommander à cause de ses qualités hygiéniques et alimentaires. C'est dommage qu'il ne jouisse pas de la faveur bien méritée des populations. » Excellent même pour les enfants dès l'âge le plus tendre, il n'offre rien d'excitant et contient les éléments les plus propres à la formation d'un sang riche. — En paquets de 250 grammes. 0.50

Farine alimentaire pour la nourriture des enfants, produit parfaitement pur, et assimilable même pour les estomacs les plus délicats. — En boites et demi-boites. **1.65** et **0.85.**

Biscuits d'avoine, biscuits de santé. biscuits légumineux, en boites de 500 grammes **1.60**

Farine de pois-Kneipp, farine de haricots-Kneipp, farine de lentilles-Kneipp, farine d'avoine-Kneipp, farine d'orge-Kneipp. farine de riz-Kneipp, fécule-Kneipp, gruau d'avoine-Kneipp, préparées de substances scrupuleusement choisies et triées avec soin pour la préparation de potages très nutritifs et d'une digestion facile. — En paquets de 250 grammes. **0.45**

Farine de blé vert-Kneipp. — Le paquet de 250 g. **0.60**

Chocolat-céréale, préparé rigoureusement selon les prescriptions alimentaires de M. *Kneipp*. Léger, fortifiant, d'une digestion facile et très agréable au goût. S'emploie comme tous les chocolats. En paquets de 500 et 250 g. **2.75** et **1.50**

Poudre de cacao-céréale, pure de toute substance indigeste ou nuisible, moulu et broyé selon les derniers perfectionnements, particulièrement approuvée par M. *Kneipp* et plusieurs des sommités médicales de l'Allemagne. — En boites de 1/2, 1/4 et 1/8 de kilogr. . **3.25 1.75** et **0.90**

Vin de Myrtilles	(de santé) . .	la bouteille	**3.75**
„	(de table) . .	„	**3.60**
„	Muscat (dessert) .	„	**3.80**
Jus de Citron,	pur	„	**3.00**
„	essence de limonade .	„	**4.00**

—

PETIT MOULIN DOMESTIQUE

permettant à chacun de moudre à domicile, sans difficulté aucune, le blé pour faire le **véritable pain Kneipp,** tel que le prescrit le Rév. Curé.

PRODUITS PHARMACEUTIQUES

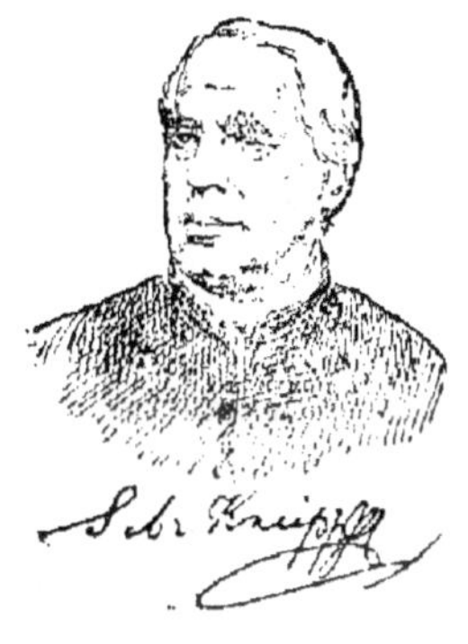

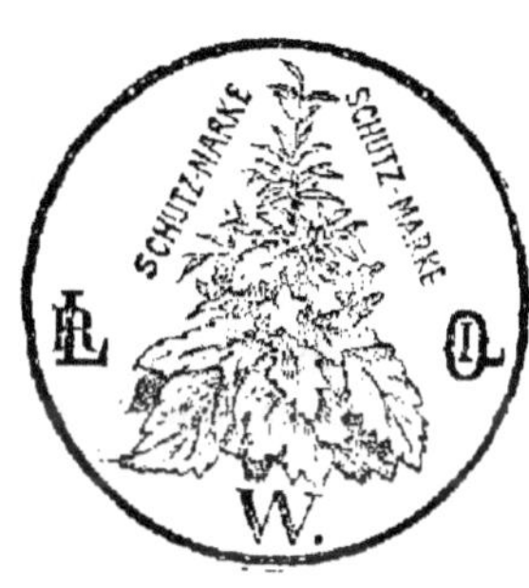

Médicaments selon les formules de M. Kneipp

spécialement préparés par

L. OBERHAUSZER et R. LANDAUER, pharmaciens à Würzbourg

seuls fabricants **autorisés** par

M. le Curé KNEIPP. de Wörishofen

SPÉCIALITÉS KNEIPP

Les spécialités médicales de M. l'abbé Kneipp, fabriquées suivant ses indications, ne se composent que d'éléments tirés de ses plantes médicinales. En raison de la pureté et de l'efficacité de leurs préparations, MM. L. Oberhauszer et R. Landauer, pharmaciens à Wurzbourg, ont obtenu, par contrat passé avec M. le Curé Kneipp de Wœrishofen, le **droit exclusif** de les préparer et de leur donner une dénomination. En dehors d'eux personne, en quelque pays que ce soit, ne pourra munir ces médicaments du nom et du portrait de M. Kneipp. Nous serions obligés de poursuivre toute contrefaçon.

N'accepter comme authentiques que les articles revêtus de nos deux marques déposées, et de l'indication : *Seule maison autorisée : L. Oberhäuszer et R. Landauer.*

M. l'abbé Kneipp recommande les spécialités médicales, dont les noms suivent.

L'eau ophtalmique de M. Kneipp a fait ses preuves dans les affections et les inflammations les plus diverses des yeux, qu'elles proviennent d'un catarrhe, d'une lésion purulente ou d'un état de faiblesse. On imbibe de ce liquide un petit linge propre ou un peu d'ouate fine, et on lave les yeux malades 3 fois par jour. Prix du flacon. . **2.00**

Le thé béchique de M. Kneipp, très efficace dans tous les cas de catarrhe des organes respiratoires, ne peut être assez chaudement recommandé à toutes les personnes qui souffrent de la poitrine, de la gorge et des poumons. Nous avons vu les catarrhes les plus opiniâtres disparaître en quelques jours, à l'aide de ce thé, surtout quand on faisait en même temps les applications d'eau appropriées. Prix du paquet **1.50**

Le thé dépuratif de M. Kneipp est le meilleur dépuratif : il débarrasse le sang des principes morbides, tout en agissant favorablement sur les selles. Pour une épuration radicale du sang, notamment dans les cas d'éruptions, de démangaisons, d'herpès, de goutte, de dartre rongeante (*lupus edeas*) et d'affections cancéreuses, il faut faire usage de ce thé pendant un temps assez long. On pratiquera simultanément des applications d'eau, afin d'arriver à un résultat durable. Prix du paquet **1.50**

La poudre d'os de M. Kneipp enrichit le sang, alimente les os et fortifie les nerfs. Il n'y a pas de poudre qui, servant au même but, soit d'une digestion aussi facile; de telle sorte que même les plus petits enfants, et les estomacs les plus difficiles des grandes personnes n'en éprouvent aucun malaise. De là les effets souvent prodigieux obtenus chez les *chlorotiques*, les enfants *rachitiques* et *scrofuleux*, les personnes *nerveuses* (nervosisme, mal de tête, migraine, vertige). Aux enfants on donne, 3 fois par jour, une petite pincée de poudre d'os, aux adultes une forte pincée. Prix de la boite en fer blanc **2.00**

Eau capillaire-Kneipp et **Huile capillaire-Kneipp** au suc d'orties, **Huile de Bardane-Kneipp,** remèdes certains contre la chute des cheveux, et pour les faire repousser toutes les fois que le crâne n'est pas absolument uni et brillant comme de la porcelaine. Le flacon **1.50**

Pommade Kneipp à base de Calendula pour la guérison des plaies de toute nature. Prix du pot . . . **1.50**

L'élixir stomachique de M. Kneipp est un excellent remède contre la mauvaise digestion, la faiblesse d'estomac, l'inappétence, les aigreurs, les nausées, les vomissements, la diarrhée, les coliques, les flatuosités, les crampes d'estomac, etc. Prix du flacon **2.00**

Le thé antihydropique de M. Kneipp est un remède éminemment diurétique et hydragogue. Ses vertus ont été souvent éprouvés dans les cas d'hydropisie et dans les affections des reins ou de la vessie (pierre et gravelle). Prix du carton **1.50**

Le fouille-régulateur n° I de M. Kneipp est un évacuant énergique, qui débarrasse l'estomac et les intestins des glaires et des matières morbides. On en prend ordinairement, sous forme de thé, une petite tasse dans la soirée, avant de se mettre au lit. (V. Ma cure d'eau, page 179.) Pour une tasse d'eau bouillante on en prend une petite cuillerée. On laisse infuser pendant 15 minutes. Il se prend chaud ou froid. Prix de la boite **1.50**

Le fouille-régulateur n° II de M. Kneipp a une vertu purgative moins considérable que le numéro I; il agit davantage sur les reins et la vessie. On l'emploie avec beaucoup de succès dans les commencements d'hydropisie, dans les affections des voies urinaires, dans les douleurs cuisantes des reins et de la vessie, etc. On le prépare comme le n° I. Prix de la boite **1.50**

Les pilules de M. Kneipp sont destinées aux personnes qui ne peuvent prendre le fouille-régulateur, à cause de son amertume. Ces pilules sont faciles à prendre et produisent le même effet que l'un et l'autre fouille-régulateur, puisqu'elles renferment les mêmes éléments combinés d'une façon rationnelle avec la rhubarbe. Les pilules Kneipp ont une action absolument certaine, et, par l'effet de la rhubarbe qui entre dans leur composition, tellement favorable à l'estomac, qu'on peut en faire usage très longtemps. Prix de la boîte avec l'instruction détaillée 2.00

La pharmacie de poche et de voyage de M. Kneipp renferme, dans un arrangement charmant et sous forme d'étui à cigares, 16 articles différents qui trouvent leur emploi à chaque instant. Une instruction détaillée accompagne cette pharmacie qui est presque indispensable en voyage ou chez soi. C'est un très joli cadeau à faire. — Prix. . 3.00

Dépôt général pour la Belgique :

M

Mlle LEBROCQUY à OOSTCAMP, près Bruges

PLANTES MÉDICINALES ET HUILES

Prix, taxes compris.

Absinthe coupée	100 gr.	0.80
„ pulvérisée.	„	1.00
Aloes pulvérisé	„	1.00
Alun en poudre fine	„	0.50
Angélique, racine coupée	„	0.90
„ „ pulvérisée	„	1.00
Anis vert, semence	„	0.80
„ pulvérisé	„	1.00
Argentine (Ansérine)	„	0.80
Arnica fleurs	„	0.80
Aspérule odorante, coupée	„	0.80
Bouillon blanc, feuilles	„	0.80
„ „ fleurs (variable	30 gr.	0.50
Camomille matricaire	100 gr.	1.00
Centaurée coupée	„	0.80
Charbon de Tilleul pulvérisé.	„	0.80
Chêne, écorce coupée	„	0.50
Chicorée sauvage, feuilles coupées . . .	„	0.80
„ „ racine coupée	„	0.80
Craie précipitée	„	0.80
Cumin pulvérisé	„	1.00

Cynorrhodon (gratte-cul)	„	0,80
Encens en grains	„	0,90
Euphraise coupée	„	0,80
„ pulvérisée	„	1,00
Fenouil, semences	„	0,80
„ pulvérisé	„	1,00
Fenugrec pulvérisé.	„	0,80
Fleurs de foin coupées	500 gr.	0,60
Fraisier, feuilles	100 gr.	0,80
Genièvre, baies	„	0,50
„ pulvérisé	„	0,80
„ sommités	„	0,60
Gentiane, racine coupée.	„	0,60
„ „ pulvérisée	„	0,80
Gui, coupé	„	0,60
Hièble, racine coupée	„	0,80
„ pulvérisée	„	1.00
Huile essentielle d'anis	10 gr.	0,80
„ „ A-pic	„	0,70
„ „ Cumin	„	0,80
„ „ Fenouil	„	0,80
„ „ Genièvre (baies)	„	0,90
„ „ Girofles	„	0,80
„ „ Lavande	„	0,80
„ „ Amandes douces . . .	100 gr.	1,50
Huile excrétive	le flacon	1,00
„ de Millepertuis	100 gr.	1,50
Lierre terrestre	„	0,80
Mauve noire, fleurs	„	1.00
Ményanthe coupée	„	0,80
Menthe poivrée, coupée.	„	1.20
„ „ aquatique	„	1.20
„ „ pulvérisée	„	1.50
Millefeuilles, fleurs	„	0,80
Millepertuis coupé.	„	0,80
„ pulvérisé	„	1.00
Myrtilles, fruits secs	„	1.00
Ortie, feuilles coupées	„	0,80
„ racine coupée	„	1.00
Pin (bourgeons)	„	0,[illegible]0

Pulmonaire grande, coupée	"	0.80
Plantain	"	0.80
Prêle, coupé . . . . . 500 gr. 2 fr.	100 gr.	0.50
Primevère, fleurs	50 gr.	1.50
Prunellier, fleurs	"	0.80
Renouée (Polygon. aviculare	100 gr.	0.80
Romarin	"	0.80
Ronces feuilles	"	0.80
Santal rouge, poudre fine	"	0.80
Sauge mondée	"	0.80
" pulvérisée	"	1.00
Sureau feuilles	"	0.80
" fleurs	"	0.80
" racines	"	0.90
" baies	"	1.00
Tilleul fleurs	"	0.80
Tormentille, racine coupée	"	0.80
" pulvérisée	"	1.00
Tussilage farfare, feuilles coupées . . .	"	0.80
" feuilles pulvérisées	"	1.00
Valériane, racine coupée	"	0.80
" " pulvérisée	"	1.00
Violettes feuilles	"	0.80
" racines	"	0.80

Pilules d'Absinthe, le 100. 2 francs.

TEINTURES — EXTRAITS

Prix verre compris.

Alcool de Menthe, extra	100 gr.	1.20
Teinture d'Absinthe	"	"
" d'Angélique	"	"
" d'Arnica	"	"
" de Chicorée	"	"
" de Centaurée	"	"
" de Cynorrhodon (gratte-cul) . . .	"	"

Teinture d'Euphraise	100 gr.	1.20
„ de Genêt	„	„
„ de Gentiane	„	„
„ de Genièvre, baies	„	„
„ de Menyanthe.	„	„
„ de Millepertuis	„	„
„ de Myrtille	„	„
„ de Prêle	„	„
„ de Romarin	„	„
„ de Valériane	„	„
Vin de Romarin	250 gr.	2.00
„ d'Absinthe	„	„

SPÉCIALITÉS NOUVELLES

Poudre à dents végétale-Kneipp, excellent dentifrice, raffermissant les gencives et ne contenant aucun acide nuisible à l'émail des dents. Prix de la boîte . . **2.00**

Eau dentifrice-Kneipp, à base de menthe et prêle des champs, purifiant l'haleine et préservant des maladies de la bouche. Pour se gargariser on l'emploie aussi très avantageusement à la dose d'une cuillerée à café dans un verre d'eau. Prix du flacon **2.00**

Pommade ophtalmique-Kneipp, usitée par le Rév. curé pour la guérison des maux d'yeux, avec les plus brillants résultats. Le pot avec instructions. **1.60**

Gouttes anti-cholériques Kneipp, remède certain contre la diarrhée, la cholérine, etc. On en prend une cuillerée à café, 3 à 4 fois par jour, selon les cas. Le flacon . **2.00**

Pilules de feuilles de Myrtilles, très recommandées dans les cas de diabète (diabetes mellitus). La boîte avec instructions **2.00**

Pilules de Myrtilles (fruits), employées surtout contre les diarrhées rebelles, le catarrhe de l'estomac et des intestins, chez les adultes et chez les enfants. La boîte avec instructions détaillées **2.00**

CONDITIONS DE VENTE ET D'EXPÉDITION

Il ne peut être expédié d'aucun article une quantité inférieure à celle qui figure au présent tarif.

Tous les envois se font, soit contre mandat-poste, soit contre remboursement, port à la charge du destinataire, ainsi que l'emballage s'il y a lieu.

Les commandes atteignant 15 francs seront expédiées franco d'emballage, à partir de 25 francs franco de port et d'emballage, pour toute la Belgique. **Pour l'étranger, port et emballage en sus.** Afin d'éviter les frais de remboursement, qui sont très onéreux sur des valeurs minimes, prière d'envoyer le prix de l'article en en faisant la commande, et d'y ajouter, pour recevoir les plantes et les poudres par la poste, 0,10 centimes par 100 grammes. Cette condition est indispensable.

Adresser toutes les commandes à **Mme LEBROCQUY, seule dépositaire pour la Belgique des produits authentiques de MM. Oberhaüszer et Landauer, seuls fabricants autorisés par l'abbé Kneipp.**

Avoir soin d'indiquer la gare ou le bureau de poste desservant la localité.

Se méfier des contrefaçons.

AVIS IMPORTANT. Tous ces médicaments, de 1er choix et d'authenticité garantie, sont expédiés en paquets bien conditionnés, les poudres en boites fer blanc. Tout est bien étiqueté. — **N. B. La maison n'expédie pas moins d'un colis postal de 4 kilogrammes et demi, pour les DENRÉES ALIMENTAIRES, mais le client peut assortir sa commande en tous les articles du prix-courant de cette catégorie.**

BIBLIOTHÈQUE DU KNEIPPISTE

En vente à la même adresse

aux mêmes prix que chez les éditeurs et libraires :

Ma cure d'eau, ou hygiène et médication pour la guérison des maladies et la conservation de la santé, par SÉB. KNEIPP, seule traduction française autorisée par l'auteur. XII et 560 pages. Prix : 3.50, par la poste 3.70

Vivez ainsi ou avis et conseils pratiques pour vivre en bonne santé et guérir les maladies, par SÉB. KNEIPP, seule traduction autorisée et reconnue authentique par l'auteur. XVI et 544 pages. Prix : 3.50, par la poste 3.70

Soins à donner aux enfants, dans l'état de santé et dans l'état de maladie, ou conseils sur l'hygiène et la médecine de l'enfance, par SÉB. KNEIPP, seule traduction française autorisée par l'auteur. In-12, 300 pages. Prix : 2.00, par la poste 2.20

Almanach Kneipp, 1893 . . . . . . 0.60
par la poste 0.70

Vade Mecum du Kneippiste, traduit de l'allemand par Mme LEBROCQUY. 1.20, par la poste . 1.30

Courtes instructions pour donner d'une manière pratique et exacte les applications d'Eau, Affusions, Maillots et Bains de vapeur, d'après la méthode de M. l'Abbé Kneipp, par L. GÉROMILLER, chef d'établissement des bains de Wörishofen. (Traduction.) Prix : 1.50, par la poste . . 1.60

WAGNER. — **La méthode de l'abbé Kneipp,** considérations s'adressant à ses partisans et à ses détracteurs, aux malades et aux gens bien portants. Belle brochure in-12 . . . 0.80

Manuel pratique et raisonné du système hydrothérapique de M. l'abbé S. Kneipp, curé de Wörishofen, par N. Neuens, curé de Bivange-Berchem. Édition française seule autorisée. In-12, 155 pages. Prix : 1.50, par la poste . 1.75

Atlas des plantes, contenant la description en allemand avec figuges, des plantes nécessaires au traitement de M. Kneipp. Édition en couleurs, reliée 12.50

Id. Édition en noir seul. 1.50, franco 1.65

Kannengiesser. — **Un curé extraordinaire** . 0.75
par la poste 0.80

E. Goethals. — **Les cures pittoresques de l'abbé Kneipp à Wörishofen**. In-12, 13 grav. 2.00
par la poste 2.20

Wörishofen et ses environs, guide illustré, avec plan de Wörishofen et carte des environs, franco. 0.75

Bechtold. — **Annuaire de l'hydrothérapie** mise à la portée de tout le monde (Système Kneipp) . 1.00

TRADUCTIONS EN FLAMAND

Seb. Kneipp. — **Mijn Waterkuur**. In-12. Prix : 3.50, franco par la poste 3.70

Seb. Kneipp. — **Zoo zult gij leven !** Wenken en raadgevingen aan gezonden en zieken voor eene eenwondige, verstandige levenswijze en eene natuurlijke geneesmethode. In-12, 350 pages. Prix : 3.50, franco par poste 3.70

Hartmann. — **De begietingen, omslagen, baden en wasschingen**, volgens de methode van pastoor *Kneipp*, met illustraties en voorwoord van P. Kneipp . . . . franco. 1.05

Pastoor Kneipp, zijn wonderbaar leven, enz., een schoon boekdeel in-16 . . . . 0.70

APERÇU DES PRIX DU LINGE HYGIÉNIQUE KNEIPP
en toile entrelacée

Chemises pour hommes, de fr. 6.90 à 10.75, selon grandeur et qualité.

Chemises de nuit (hommes), de fr. 7.50 à 10.00, selon grandeur et qualité.

Chemises de touristes, vélocipédistes ou canotiers, avec cordelières soie, poches, etc., de fr. 8.00 à 10.25, selon grandeur et qualité.

Gilets de dessous, de fr. 4.75 à 6.40.

Caleçons, de fr. 5.30 à 6.40.

Chemises pour dames, de fr. 5.90 à 8.25, selon grandeur et qualité.

Chemises de nuit (dames), de fr. 9.10 à 11.90, selon grandeur et qualité.

Camisoles, de fr. 4.80 à 6.00.

Matinées, de fr. 4.75 à 6.00.

Pantalons, de fr. 4.70 à 6.40.

Toile au mètre, 0m84 de largeur, à fr. 1.50, 1.65, 1.80, 1.85, 1.90, et 2.00 le mètre. Toile pour draps, maillots, etc., en 1m30 largeur, à fr. 2.60 le mètre ; en 1m66 largeur, à 3 fr. 30 le mètre

Échantillons sur demande.

LINGE POUR BAINS, MAILLOTS, ETC.

Maillot inférieur	fr.	6.30
Demi-maillot		4.70
Châle		3.80
Manteau espagnol.		11.50
Essuie-mains, par douzaine		15.00
Draps de lit, la pièce		8.25

BAINS EN BOIS

C'est de Wörishofen que nous vient cette innovation. Le bain en zinc y est proscrit. Le *bain en bois* est d'un usage commode, léger et très facile à nettoyer. Il dispense de l'usage des acides nuisibles que l'on doit employer pour le nettoyage des bains en zinc. Prix avec soupape en cuivre 32 francs.

EXTENSEUR LARGIADER

Appareil de gymnastique de chambre.

(BREVETÉ EN TOUS PAYS)

Le Rév. curé Kneipp recommande très particulièrement l'exercice corporel, avant et après les bains ou affusions afin de donner au corps la chaleur nécessaire pour réagir promptement contre le froid de l'eau, et il a adopté dans son Kurhaus à Wörishofen, l'usage de *l'extenseur Largiadèr*, comme le plus propre à exercer favorablement les muscles des bras et de la poitrine. Cet appareil est très simple, prend peu de place, est approprié à tous les âges, et est appelé à rendre de sérieux services dans les familles, les pensionnats, et à tous ceux qui suivent le traitement Kneipp.

PRIX DES APPAREILS :

Nº 15 R.	16 R.	17 R.	18 R.
fr. **10.75**	fr. **12**	fr. **13**	fr. **15.50**

Dépôt général : Mlle LEBROCQUY, à Oostcamp.

TABLE DES MATIÈRES

LES PLANTES MÉDICINALES

LES APPLICATIONS D'EAU

MANIÈRE DE FAIRE LES APPLICATIONS D'EAU

INSTRUCTION SOMMAIRE

SUR LE TRAITEMENT

des plus importantes maladies

SPÉCIALITÉS KNEIPP

CATALOGUE-PRIX-COURANT

FIN

Bruxelles. — Imp. Polleunis et Ceuterick, rue des Ursulines, 37.

CHOCOLAT-LOUIT

GRANULÉ GRANULÉ

CHOCOLAT-LOUIT
SOLUBLE
A LA MINUTE

PRÉPARÉ
ET COMPOSÉ PAR
Louit Frères & Cie

SOLUBLE A LA MINUTE

VÉRITABLE CHOCOLAT DE SANTÉ

BORDEAUX

www.ingramcontent.com/pod-product-compliance
Lightning Source LLC
LaVergne TN
LVHW020022170826
845678LV00001B/92

9782329772189